ALICE SALAZAR

DE BEM COM O ESPELHO

AUTOMAQUIAGEM POR

ALICE SALAZAR

BelasLetras

2ª edição/2015

© 2015 Alice Salazar

Editor
Gustavo Guertler

Coordenadora Editorial
Fernanda Fedrizzi

Revisão
Mônica Ballejo Canto

Capa e projeto gráfico
Celso Orlandin Jr.

Fotos
Yuri Ruppenthal

Ilustrações
Karen Basso

Dados Internacionais de Catalogação na Fonte (CIP)
Biblioteca Pública Municipal Dr. Demetrio Niederauer
Caxias do Sul, RS

S161d   Salazar, Alice
        De bem com o espelho / Alice Salazar._
        Caxias do Sul, RS: Belas-Letras, 2015.
        231 p.

        ISBN capa dura 978-85-8174-256-4
        ISBN capa brochura 978-85-8174-241-0

        1. Cuidados com o corpo.
        2. Maquiagem. I. Título

13/13   CDU: 391.6

Catalogação elaborada pela Bibliotecária
Maria Nair Sodré Monteiro da Cruz CRB 10/904

[2015]
Todos os direitos desta edição reservados à
EDITORA BELAS-LETRAS LTDA.
Rua Coronel Camisão, 167
Cep: 95020-420 – Caxias do Sul – RS
Fone: (54) 3025.3888 – www.belasletras.com.br

Modelos
Ana Paula Hablich Martins
Camila da Costa Pedroso
Camile Scola Valiatti – Trust Models Brasil
Cleyda Teresita Hernandez Miranda
Débora Bresciani
Fernanda Camila Maia
Kamile Cristhine S. Kirmess – Trust Models Brasil
Larissa Hübbe
Letícia da Silva Alves – Übermodel Agency
Lilian de Lima
Lisiane Kropidlofscky da Silveira
Lorena de Oliveira Monteiro
Luciana Hikari Kuamoto – Übermodel Agency
Luiza Collares Sant'Anna
Mariana Bonfanti – Trust Models Brasil
Olenka Fernandes de Oliveira Simch
Tamires Führ da Silva
Tanara Ruppenthal – Super Agency – RS

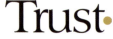

DE BEM COM O ESPELHO

AUTOMAQUIAGEM POR

ALICE SALAZAR

BelasLetras

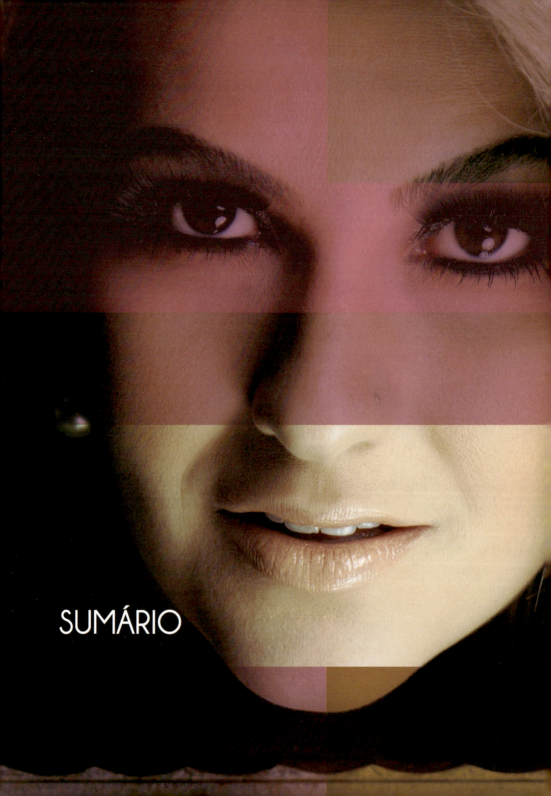
SUMÁRIO

VOCÊ CUIDA DA SUA PELE? 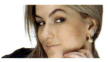 13

Acredite: maquiagem não faz mal para a pele!!!	16
Como cuidar da pele direitinho?	17
Limpando a pele e retirando a maquiagem...	17
E depois? O que fazer?	18
Antes de tudo... uma dica para não suar tanto!	19
Filtro solar = escovar os dentes	20
Tudo pronto então...	21

MAQUIÔMETRO 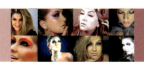 23

O MÍNIMO POSSÍVEL 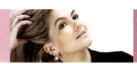 33

5 produtos x 5 minutos	34
Maquiagem para não parecer maquiada!	39

A BASE DE TUDO 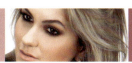 47

Maquiagem básica	48
A base de tudo	50
Regras para escolher a base adequada para você	52
Chegou a vez do pó	53
Limpando as sobrancelhas	55

Sombra marrom: a base de (quase) tudo!	**55**
Por que ter uma sombra marrom é tão importante?	**56**
Aplicando o lápis para olhos	**59**
Rímel	**61**
Uma pausa para falar sobre a aplicação de rímel!	**61**
Apresento-lhes o curvex	**66**
Passando o *blush*	**69**
Batom!	**71**
Nem tão básica assim...	**72**
Como aplicar o delineador!!!	**73**
Vamos passar um batom mais colorido?	**75**
Preparando uma pele com acne	**77**

NA BALADA — **81**

Brilhando na balada	**82**
Inabalada	**90**

MAQUIAGEM CLÁSSICA — **99**

Aprendendo a fazer o famoso "cantinho"	**103**
A mulher madura tem a sua classe	**110**
É possível aumentar os lábios de uma forma natural?	**117**
Incrementos para ocasiões especiais	**119**
Recadinho para a sua avó	**121**

CASAMENTO 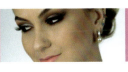 123

Lá vem a noiva!	126
Aplicando cílios postiços!!!	129
Continuando...	135
Maquiagem da madrinha	140
Ilusão de ótica	142
Voltando ao brilho	147
Maquiagem da convidada	152
Dicas imprescindíveis para fazer olho preto	155
Batom vermelho	159

ADOLESCENTES 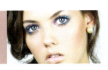 165

Maquiagem para debutantes (ou festa de 15 anos)	170

OLHOS 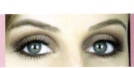 177

Encontre o seu tipo de olho aqui!	178
Uma pausa para falarmos sobre olheiras!	192
Sobrancelhas!	198

O QUE FICA MELHOR EM VOCÊ 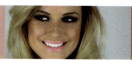 203

Morenas **204**

Loiras **207**

Negras **209**

Ruivas **212**

Orientais **214**

POSSO OU NÃO POSSO? 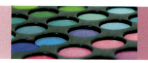 217

Combinação de cores **219**

Combinando com a cor dos olhos **221**

Com qual maquiagem eu vou? **221**

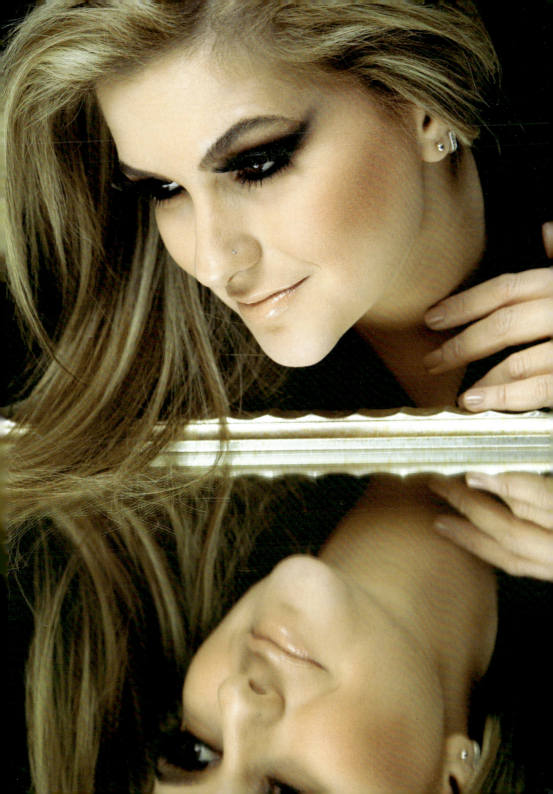

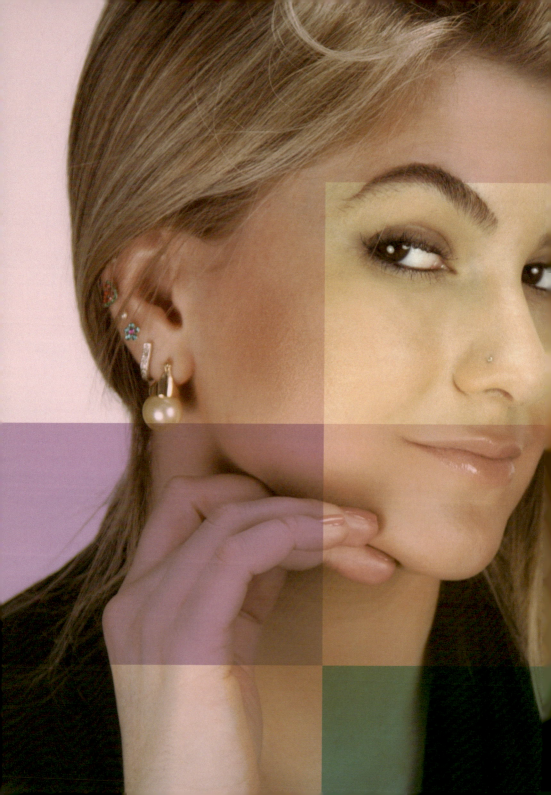

Capítulo

1

VOCÊ CUIDA DA SUA PELE?

VOCÊ CUIDA DA SUA PELE?

Tudo bem. Eu sei que falar sobre isso é um saco. Começar o livro falando disso, então... pior ainda! Mas não pule este primeiro capítulo! É para o seu bem, eu garanto!

Criar o hábito de passar um creminho todas as noites, tirar sempre a maquiagem antes de dormir, passar filtro solar todos os dias, abdicar daquele banho comprido de sol no verão... tudo tem um custo. Mas pode ter certeza: tem um resultado. Se você não faz nada dessas coisas, e ainda consegue manter uma pele bonita, é porque tem sorte. Mas não confie nisso! Se você passar a juventude inteira sem dar o mínimo de atenção à pele, sua aparência de "pele de pêssego" vai acabar logo, logo.

Vamos conversar sobre pele de uma forma bem simples para você poder identificar rapidamente o seu caso.

De modo geral, a nossa pele pode ser considerada:

Normal: geralmente são as crianças que possuem esse tipo de pele, sem qualquer desequilíbrio sebáceo, sem cravos no nariz.

Mista: nesse caso, a pele é oleosa somente na testa, no nariz e no queixo. Nas demais regiões do rosto a pele é seca.

Seca: não há produção suficiente de óleo para lubrificar a pele, o que a deixa ressecada em todas as regiões.

Oleosa: todas as regiões do rosto são oleosas, devido à produção excessiva de óleo pelas glândulas sebáceas.

Sabendo disso, é importante que você use os produtos adequados ao seu tipo de pele.

Produtos para a pele seca contêm componentes oleosos, enquanto produtos específicos para peles oleosas contêm mais água. Por isso é necessária a identificação do seu tipo de pele: colocar óleo sobre óleo, ou tirar óleo de quem precisa pode acentuar ainda mais cada um dos problemas.

É importante que você saiba reconhecer o seu tipo de pele. Mas é ainda mais importante que você consulte um dermatologista de sua confiança para que ele analise, detalhadamente, o seu rosto e lhe indique as formulações e marcas de produtos que serão mais adequados para você!

Acredite:
maquiagem não faz mal para a pele!!!

Muita gente acredita que maquiagem faz mal para a pele e até evita usar por causa disso. Essa conversa surgiu porque, antigamente, muitas maquiagens eram produzidas à base de vaselina (um produto extremamente gorduroso, que tende a obstruir os poros) ou continham outros tipos de substâncias oleaginosas. Hoje, não é mais assim. Os produtos de maquiagem são produzidos, especialmente, à base de silicone que faz a função desses óleos, sem provocar acne e nem obstruir a pele. Além disso, alguns pigmentos poderiam ter potencial cancerígeno. Hoje, esses pigmentos NÃO são mais usados, sendo substituídos pelos inorgânicos – que são menos alergênicos e bastante compatíveis com a pele.

As bases modernas, além de conterem, muitas vezes, algum fator de proteção, ainda fazem uma barreira física, ajudando a amenizar os efeitos dos raios solares – vale lembrar que, ainda assim, o ideal é usar um filtro solar primeiro e, por cima, a base.

O que as pessoas pensam é que a pele do rosto precisa respirar o tempo todo, 24 horas por dia. Mas por que seria assim? O filtro solar, que é obrigatório hoje em dia, já não faria uma obstrução? Você acha que as horas em que você fica em casa sem maquiagem – enquanto dorme, depois do banho, limpando a casa – não bastam para que isso aconteça? Pois lhe digo que bastam. Se a sua pele for seca, então, ela tende a fazer uma barreira importante, que dificulta a perda de água da pele para o ambiente, ajudando a aumentar a hidratação.

O único tipo de pele que pode ser um pouco prejudicado pelo uso de maquiagem é a do tipo oleosa e acneica (se for só oleosa, e não tiver tendência à acne, também não tem problema). Isso pode aumentar a acne, porque a barreira física que a maquiagem faz pode atrapalhar o extravasamento de sebo que as glândulas sebáceas (nesse tipo de pele) produzem em excesso, resultando em acne. Para essas, a solução é a seguinte: você deve fazer a sua maquiagem e, quando sentir que a pele já está oleosa, deverá lavar o rosto, retirar tudo, e refazer o *make*. Sei que é trabalhoso, mas, dessa forma, a sua acne não aumentará às custas da maquiagem.

Como cuidar da pele direitinho?

Os cuidados básicos que você deve ter com a sua pele, todos os dias, são os seguintes:

- limpar a pele/retirar a maquiagem para dormir;
- tonificar;
- hidratar;
- usar filtro solar.

Limpando a pele e retirando a maquiagem...

V No banho, lave o rosto com sabonete. Opte pelos sabonetes líquidos, pois são menos agressivos à pele. Evite os sabonetes em barra, pois eles têm o pH – índice que mede o equilíbrio natural da pele – muito alto. Os sabonetes líquidos têm, geralmente, o pH mais parecido com o da pele.

V Se a sua maquiagem não foi totalmente removida no banho, ou se você não for retirar a maquiagem na mesma hora do banho, utilize algum outro agente de limpeza (como demaquilante ou loção de limpeza, por exemplo). Lembre-se de escolher um produto que esteja de acordo com o seu tipo de pele – evite produtos oleosos, se você tiver a pele oleosa, como aqueles demaquilantes bifásicos. Se tiver a pele seca, use produtos suaves, que contenham substâncias de limpeza mais leves.

E depois? O que fazer?

Tonifique a pele. O tônico serve para reequilibrar o pH da pele que foi desestabilizado pelos agentes de limpeza. Além disso, remove os resíduos que ainda podem ter ficado na pele depois das etapas anteriores, como óleo ou maquiagem, por exemplo.

Hidrate a pele. É importante escolher um hidratante que seja adequado para você. Em geral, eles podem conter dois tipos de substâncias: as oclusivas (que são os emolientes, os óleos) e as umectantes (que são compostas por ingredientes higroscópicos). As oclusivas, por conterem óleo, não deixam a pele perder água para o ambiente. As substâncias higroscópicas, por sua vez, têm a capacidade de capturar a água do ambiente e manter a pele umidificada. Há hidratantes que, através de seus componentes, aliam os mecanismos de oclusão e umectação, a fim de complementarem suas ações, de acordo com a necessidade de cada tipo de pele.

Hidratar a pele é fundamental. A pele desidratada fica com as linhas de expressão bem mais evidentes, pois está "murcha", entende? Tem pouca água onde deveria ter bastante, o que torna o seu aspecto opaco, envelhecido, sem viço. Uma pele hidratada está inflada, com água suficiente para deixá-la túrgida e, consequentemente, mais lisa, o que dá um aspecto saudável e deixa as linhas de expressão menos aparentes.

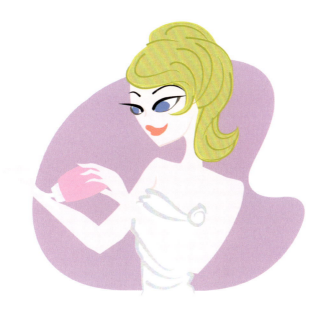

Antes de tudo...
uma dica para não suar tanto!

Antes de aplicar qualquer produto, passar gelo ou água bem gelada no rosto faz uma vasoconstrição, ou seja, diminui, temporariamente, o calibre dos vasos sanguíneos, fazendo que a circulação trabalhe um pouco mais devagar naquela região. Circulação muito ativa tem tudo a ver com calor! No momento em que a gente desacelera essa atividade, é possível ganhar um tempinho sem suar. Essa dica é legal para os dias ou lugares muito quentes.

MAS CUIDADO: não vai passar gelo por muito tempo até queimar rosto!!! O frio em exagero também queima! Cuidado, sua doida!

Filtro solar = escovar os dentes

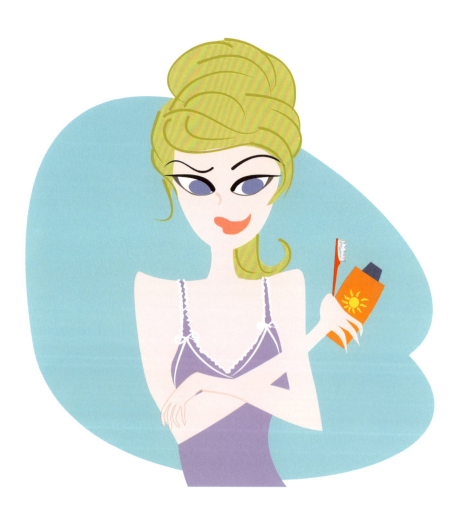

Mas o que é que filtro solar tem a ver com escovar os dentes? Nada! Mas o hábito de usar o filtro solar deve ser igual ao de escovar os dentes. Quando acordar de manhã e for direto para a pia do banheiro lavar o rosto e fazer sua higiene – mesmo que não tenha tempo de cumprir à risca todo o ritual habitual – pelo menos aproveite o momento para aplicar o filtro solar!

Por que o filtro solar é tão importante? Simplesmente pelo fato de que o sol é responsável por mais de 50% do envelhecimento da pele. Se as pessoas não pegassem sol ao longo da sua vida teriam um baixíssimo grau de envelhecimento cutâneo. Isso não significa que você terá que viver enclausurada dentro de casa ou no escritório, sem ver a luz do dia. Mas isso significa que se você ficar tomando banho de sol por prolongadas horas para conseguir aquele belo bronzeado, que vai durar por uns 20 dias, você irá acelerar loucamente o seu processo de envelhecimento, conquistando rugas e manchas que vão lhe acompanhar pela vida inteira.

Tudo pronto então...

Depois de limpar, tonificar, hidratar e passar o filtro solar, é o momento para o outro cuidado importante: maquiar-se. Tá certo, maquiar não é propriamente um cuidado com a pele (embora muitos produtos tenham essa função), mas é um cuidado bem especial com a sua autoestima.

Então vamos começar a maquiagem???

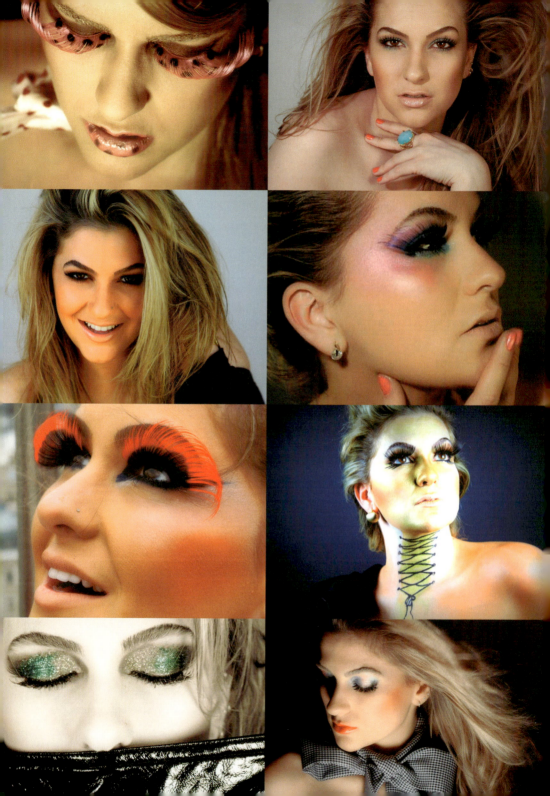

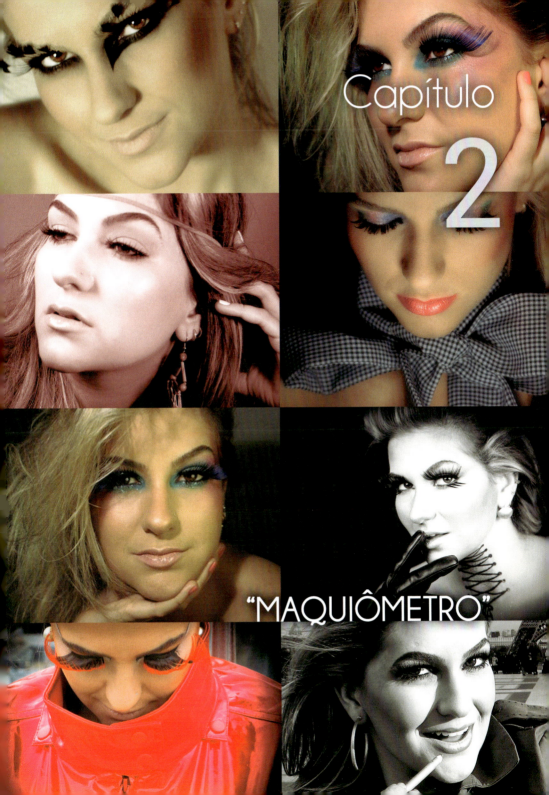

"MAQUIÔMETRO"

E você, como é, hein???

É hora de você testar a sua personalidade dentro do universo da maquiagem. Existem mulheres de todos os tipos, com as características mais variadas possíveis. Há quem goste de ir à praia maquiada e que, quando vai para a balada, só sai de casa abaixo de brilho. Há quem vá a um casamento somente de batom. Há pessoas que fazem o mesmo *make* básico todos os dias da vida, mas não deixam de se maquiar... Pois aqui, neste livro, tem lugar para todo o mundo!

Respondendo às perguntinhas do "Maquiômetro" (acho que inventei essa palavra!) você descobrirá, depois de somar os pontos, qual o seu estilo ao se maquiar. Esse teste vai facilitar as coisas ao lhe encaminhar para os capítulos que lhe serão mais urgentes e interessantes – o que não impede que você mude seu estilo no meio do caminho!

Pegue um lápis e marque as respostas que mais têm a ver com você (mas faz com lápis, viu? Não me vai estragar o livro! Vai que a sua mãe, irmã ou amiga queira fazer o teste depois...).

1) Você acordou atrasada para o trabalho ou para um compromisso! Só dá tempo de lavar o rosto, de escovar os dentes e de se vestir. O que você faz:

a) só lavo o rosto, escovo os dentes e me visto com a primeira roupa que encontrar;

b) vou passando, ao menos, corretivo, máscara de cílios, *blush* e batom pelo caminho até chegar ao destino;

c) prefiro atrasar uns minutinhos e caprichar um pouco mais no *make*; afinal, é importante uma boa aparência para qualquer atividade que vou desenvolver. Coloco tudo desde a primeira hora da manhã: base, pó, *blush*, sombra, rímel e batom! Ninguém pode me ver de cara lavada.

2) É hora do almoço. Você comeu e vai escovar os dentes. Depois disso, você se olha no espelho e age da seguinte forma:

a) seca a boca com a toalha de papel e sai do banheiro;

b) seca a boca, retoca o batom;

c) seca a boca, retoca a base, o pó e o batom.

3) Você é convidada para um casamento. Na hora de fazer sua maquiagem para a festa:

a) você mesma passa qualquer coisinha no rosto para sair;

b) vai ao maquiador e lá avisa mil vezes para ele não pesar a maquiagem!

c) vai ao maquiador, manda ele usar sua criatividade e diz: quanto mais brilho melhor!

4) Quando vai à praia, você:

a) passa filtro solar no rosto e olhe lá...

b) passa filtro e um rimelzinho à prova d'água;

c) passa um tonalizante com filtro solar, um rímel à prova d'água, um *blush* cremoso e um protetor labial – para imitar o efeito do *gloss*.

5) Quando está navegando na internet, você:

a) nem passa perto de assuntos relacionados à maquiagem, só olha quando alguém lhe manda um *link* muito interessante;

b) usa bastante do seu tempo olhando *sites*, *blogs* e notícias sobre beleza e tudo mais. Esse assunto lhe agrada;

c) usa quase 100% do seu tempo fuxicando em *blogs*, *sites* e notícias sobre beleza e maquiagem. Esse assunto é viciante e você o ama!!!

6) Depois de olhar um tutorial de maquiagem na internet, você:

a) pensa que jamais vai conseguir fazer aquilo, nem arrisca tentar;

b) pensa: "Legal! Vou tentar mais tarde, acho que consigo fazer";

c) sai correndo da frente do computador, tem certeza de que aquilo é a coisa mais fácil do mundo, faz e consegue um resultado bem parecido.

7) Quando passa na frente de uma loja de cosméticos, você:

a) passa reto. Nem nota que há uma loja que vende cosméticos ali;

b) entra, mesmo sem lembrar do que está precisando, e sempre sai com uma sacolinha ao menos;

c) entra, mesmo sem estar precisando de nada, e sai com umas três saco-linhas, pois maquiagem nunca é demais!

8) Sem maquiagem você se sente:

a) normal e confortável;
b) desconfortável: tem a impressão de que está faltando alguma coisa;
c) aflita: parece que está nua!

9) Se um maquiador lhe aconselha a aplicar uma boa quantidade de base e de pó na pele, a fim de que seu *make* dure o dia inteiro, você:

a) nem cogita a possibilidade de acatar o conselho, afinal você até se ma-quia, mas não se importa que a maquiagem não dure muito (até prefere!);
b) faz o que ele diz, mesmo sem acreditar muito – mas, pelo menos, testa;
c) tem certeza de que aquilo é o melhor para você, afinal, uma cobertura mais grossinha não lhe incomoda! O que importa é que a maquiagem dure muitas e muitas horas no seu rosto.

10) Quando vai para a balada, leva os seguintes itens de maquiagem dentro da bolsa:

a) nenhum, pois já sai maquiada de casa;
b) um pó e um batom, para retirar qualquer possível oleosidade da pele e para ficar com os lábios em dia;
c) corretivo, pó, rímel, *blush*, sombra e batom, afinal a festa inteira me-rece um *make* intacto!

11) Quando o assunto é maquiagem colorida, você:

a) jamais usaria; quanto menos parecer que está maquiada melhor!

b) até acha interessante, desde que as cores não sejam muito chamativas;

c) ama e usa todos os tons que lhe vierem à cabeça, inclusive faz várias combinações entre cores bem diferentes e ousadas.

12) Você conhece um cara interessante e uma das primeiras coisas que ele lhe fala é que não gosta de mulher muito maquiada. Você:

a) vibra com a notícia e pensa que vocês irão se dar muito bem, afinal você até se sente melhor sem maquiagem;

b) não gosta muito da notícia e segue fazendo o seu *make* básico, pois sabe que, no final das contas, o homem só pensa que não gosta de maquiagem, pois ele olha muito mais para as mulheres mais produzidas e arrumadas...;

c) detesta, ignora a notícia e continua se maquiando da mesma forma. Afinal, ele conheceu você assim e se interessou pelo todo. E ainda duvida que, quando ele a viu pela primeira vez, tenha pensado: "Esta mulher deve ser linda sem maquiagem, vou falar com ela...".

13) Quando você vê uma mulher com bastante maquiagem durante o dia, mesmo que bem feita, você logo pensa:

a) cruzes!!! Como ela tem coragem?;

b) que bonita aquela mulher... mas eu passaria menos *blush*...;

c) que mulher maravilhosa! Nem vou chegar perto dela, pois ainda não me retoquei! Mas adorei demais aquela sombra... qual será?

14) Você vai sair com a sua melhor amiga e ela pede para você fazer a maquiagem dela, pois ela quer um olho diferente e mais marcado naquele dia... O que acontece?

a) primeiro você pensa que a sua amiga está ficando louca em lhe pedir aquilo. Mas você, doida para testar uma maquiagem que viu por acaso em um *blog* há uns dias e não teve coragem de testar em você, acata o pedido. Acaba deixando sua amiga igual a uma palhaça;

b) maquia a amiga, mas com muita cautela. Para você, é bem difícil fazer um olho muito marcado. A sua amiga gosta, mas reforça um pouquinho o preto;

c) maquia a amiga e faz um olho bombástico! Afinal, você já está acostumada a maquiar a mãe, a tia, a irmã, a amiga da vizinha... Ela ama o olho que você fez.

15) Você está de aniversário e ganha de presente este livro! Você:

a) dá um sorriso amarelo e pensa: "Realmente, essa pessoa não me conhece! Mas vamos ver no que dá..."

b) gosta muito do presente e fica louca para ler, pois sabe que vai encontrar muitas coisas que lhe interessam;

c) delira com o presente e fica ainda mais feliz, pois não vai precisar comprá-lo (porque é óbvio que isso iria acontecer!). Deixa as pessoas conversando, entra no livro e fica viajando até a sua mãe gritar: "Larga esse livro! Vai dar atenção às visitas!".

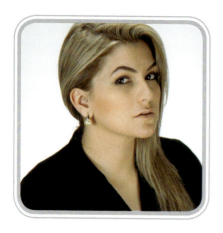

Se você respondeu mais vezes a letra A, você é Suave!

Você é suave e quase não consegue entender quem respondeu mais vezes a letra C. Não concebe a necessidade que muitas pessoas têm de estar sempre maquiadas. Você não se interessa muito pelo assunto, prefere andar o mais natural possível, tem pânico de uma pele muito coberta, de um olho mais marcado. Você se sente confortável com a sua própria beleza e não sente muita necessidade de realçá-la. Provavelmente você irá se identificar mais com o capítulo 3.

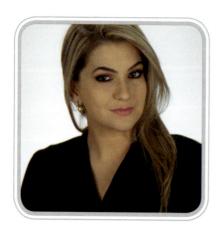

Se você respondeu mais vezes a letra B, você é Clássica!

Você gosta daquela maquiagem clássica, tradicional, e não abre mão dela. Segue uma constância no visual, não ousa muito, mas se incomoda se alguém lhe vê com a aparência descuidada. Mantém sempre o bom aspecto e curte os assuntos relacionados à maquiagem. Você se identificará, principalmente, com os capítulos 4 e 6, mas poderá encontrar algumas coisas que lhe interessem no capítulo 7 também.

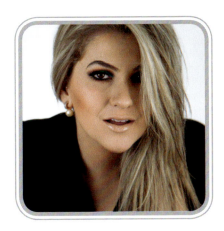

Se você respondeu mais vezes a letra C, você é Ousada!

Você é fissurada por maquiagem e por todos os assuntos relacionados a ela. Adora se maquiar, maquiar os outros e vive comprando e testando tudo o que vê de novidade dentro desse universo. Ao se maquiar, ousa em tudo: adora todos os tipos de brilho, curte inventar combinação entre as sombras, não vê problemas em fazer uma maquiagem forte no olho e usar um batom bem vivo. Você é arrojada e não compreende as pessoas que responderam mais vezes a letra A! Provavelmente, os capítulos mais interessantes para você sejam o 5 e o 7.

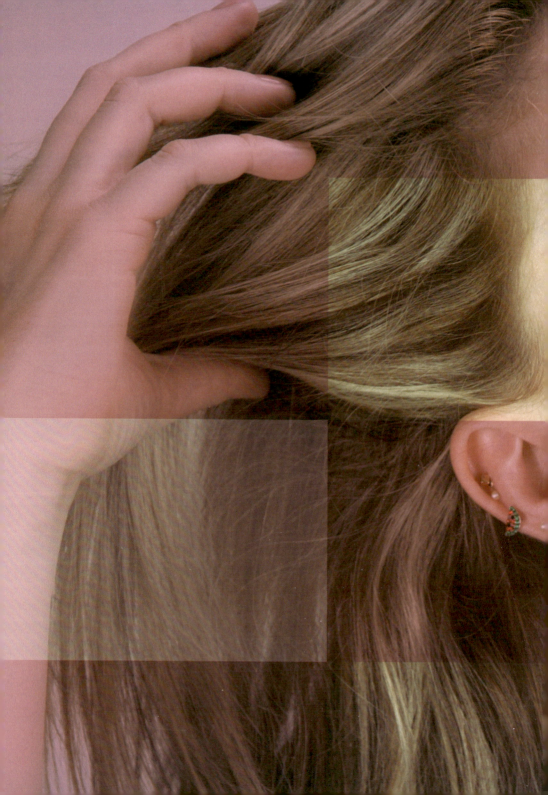

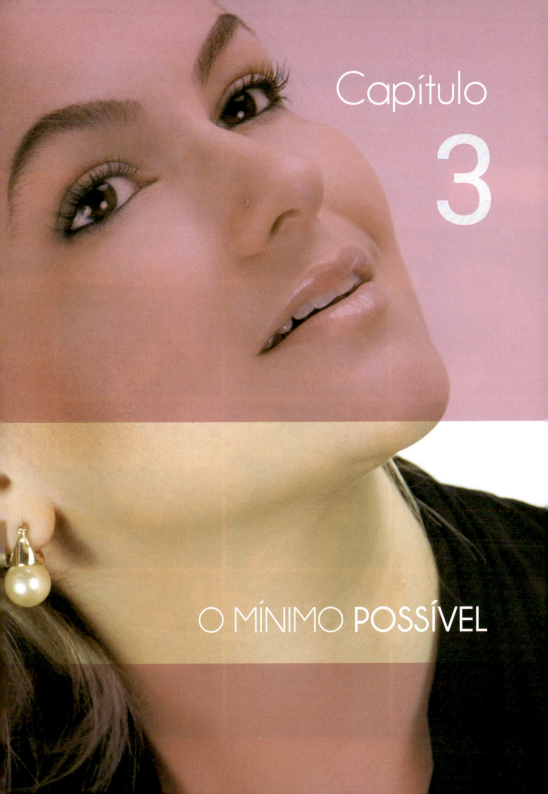

5 produtos ✗ 5 minutos!

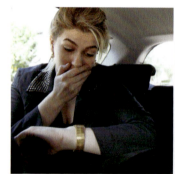

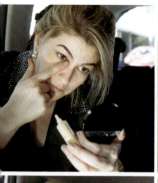
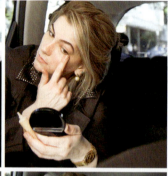
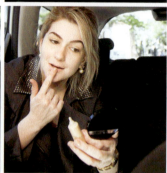
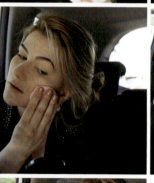
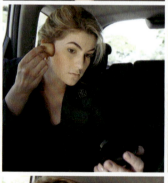
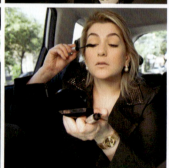
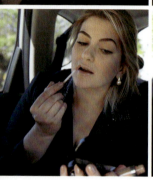
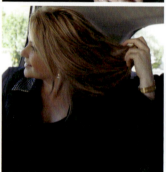
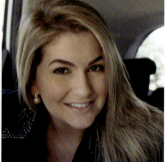

Sabe aqueles dias em que a gente acorda atrasada, furiosa com o despertador que não tocou? Pois é, seja por culpa do relógio, seja por culpa da nossa típica enrolação feminina para se vestir, seja pela falta de tempo mesmo em relação a tudo que temos que fazer... a gente sempre acaba tendo que dar um jeito, com muita pressa, naquela cara de sono, de susto ou de pavor que o atraso nos causa!

Para esses casos, ou para mulheres muiiiiiiiiiittttoooo discretas que não curtem maquiagem, existe uma alternativa rápida e prática para dar, pelo menos, uma melhorada no rosto: o mínimo que toda e qualquer mulher deveria aplicar antes de sair de casa.

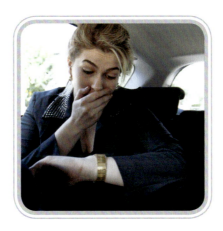

Com apenas cinco produtos, é possível fazer uma maquiagem em apenas cinco minutos! Carregue sempre na *nécessaire*:

1. Corretivo: aplique nas olheiras e sobre a pálpebra móvel. Coloque um pouco nos lábios também e em qualquer outro ponto que julgar necessário: sobre uma espinha, sobre alguma mancha, nos cantinhos avermelhados do nariz... Ele deve ser exatamente da sua cor, para deixar sua pele homogênea; caso contrário, você ficará com manchas no rosto de um tom diferente do seu, exatamente no local onde aplicou o corretivo.

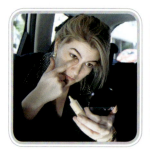 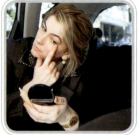 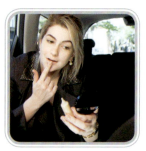

2. Pó compacto facial: depois do corretivo, aplique com esponja ou pincel um pouco de pó compacto facial por todo o rosto, a fim de tirar o brilho e uniformizar a pele. A aplicação do pó compacto é mais fácil do que a do pó solto nesse caso, pois, além de não fazer sujeirada, dá um pouco mais de cobertura à pele (o que se faz necessário agora, já que você não aplicou base).

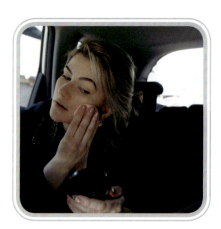

3. *Blush*: aplique um pouco de *blush* abaixo das maçãs do rosto, para dar um ar de saúde e viço, necessário pela manhã.

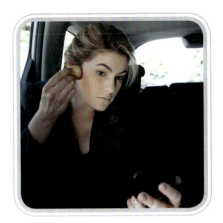

4. Rímel: capriche um pouco mais no rímel, já que sobraram alguns segundos da aplicação dos outros produtos. Aplique nos cílios superiores e inferiores.

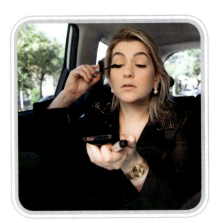

5. *Gloss*: nos lábios, o mais prático e rápido é aplicar um *gloss* clarinho... esse até sem espelho a gente consegue, né?

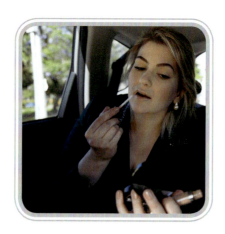

Agora é só soltar o cabelão e...

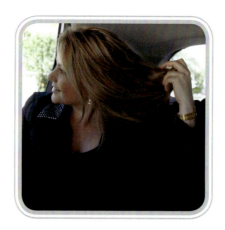

Você está pronta para...
Chegar ao trabalho, a uma reunião, ou seja, qual for o compromisso que você tiver, com o mínimo de compostura!

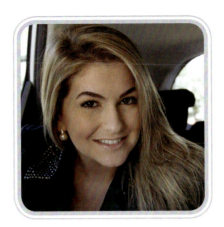

Maquiagem para não parecer maquiada!

Apesar de o título ser um pouco contraditório, muita gente procura esse tipo de alternativa. É comum entre as mulheres o medo de parecer muito maquiada, mascarada ou de ficar muito diferente do que vê no espelho sem maquiagem.

Esse não é o meu caso, pois assumo o meu gosto pelo assunto e coloco tudo o que aprendo em prática, no meu próprio rosto. Inclusive, mal consigo me olhar antes de começar o *make*... E pare, você, de me olhar também!

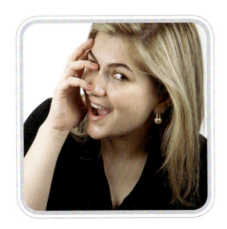

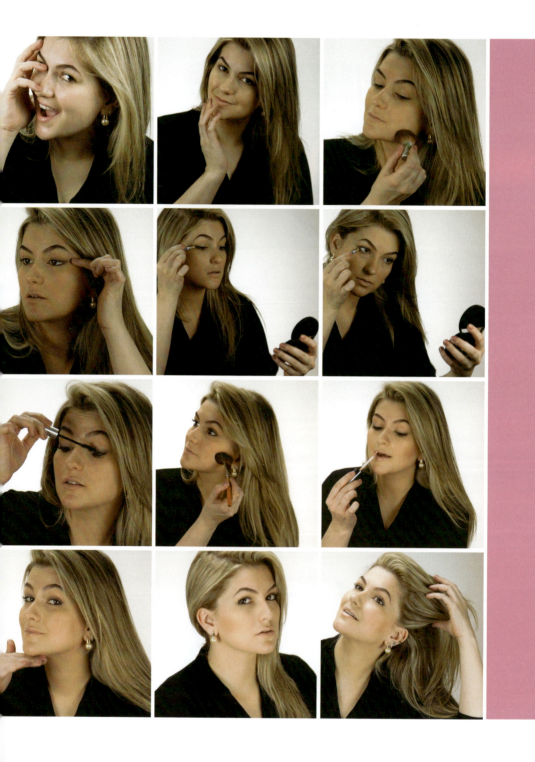

Mas há quem precise desse tipo de opção. Para não parecer maquiada, é necessário que você espalhe muito bem a base por todo o rosto. Escolha uma base que seja bem líquida e fina.

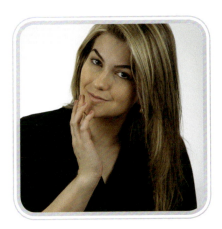

Depois, aplique um pó facial que seja solto, pois esse deixa a pele mais natural.

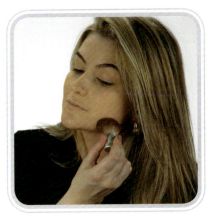

Aplique lápis para olhos preto ou marrom na linha d´água (por dentro dos olhos, mesmo). Após, faça dois pequenos riscos: um sobre a pálpebra superior e outro diretamente na raiz dos cílios – mas somente da metade dos olhos em direção aos cantos externos – de forma que os dois se encontrem. Depois dê uma leve "borradinha" com o dedo nesse lápis, para não deixá-lo marcado.

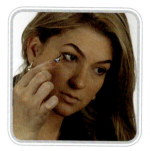 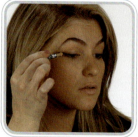 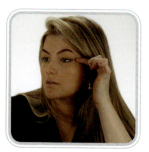

Coloque rímel (não coloque tão pouco), mas cuide para deixar os cílios bem separadinhos.

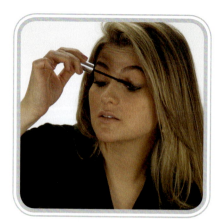

Agora, um pouco de *blush* para aquele ar de saúde.

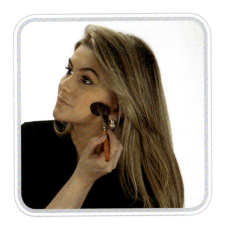

Nos lábios, batom ou *gloss* bem neutros são ideais!

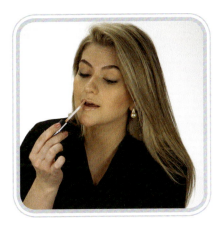

E é só isso! Não é preciso ter muitos produtos para dar uma corrigida no que está errado e uma realçada no que a gente tem de melhor. Em pouco tempo, a gente consegue dar uma melhorada no rosto de forma muito sutil!

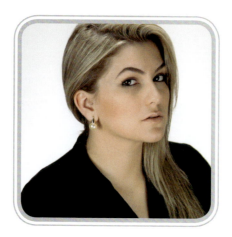

Maquiagem? Quem passou maquiagem? Já nasci assim, meu bem...

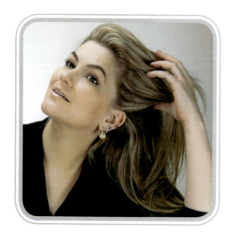

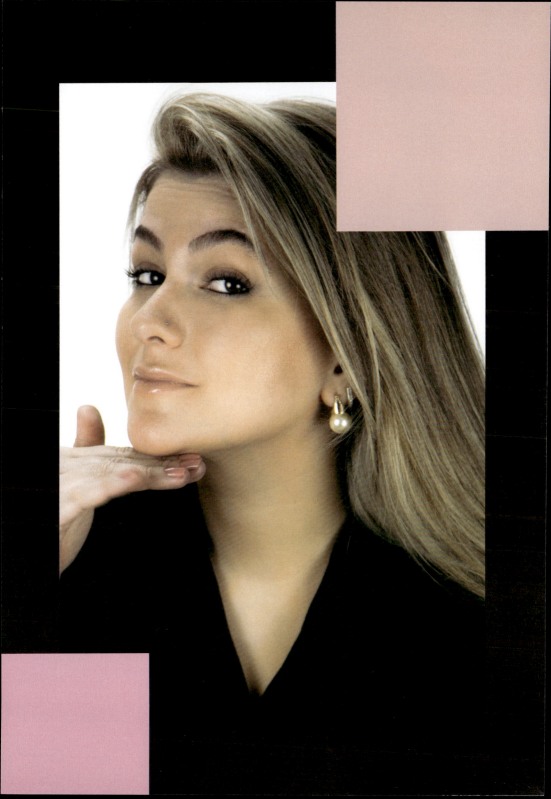

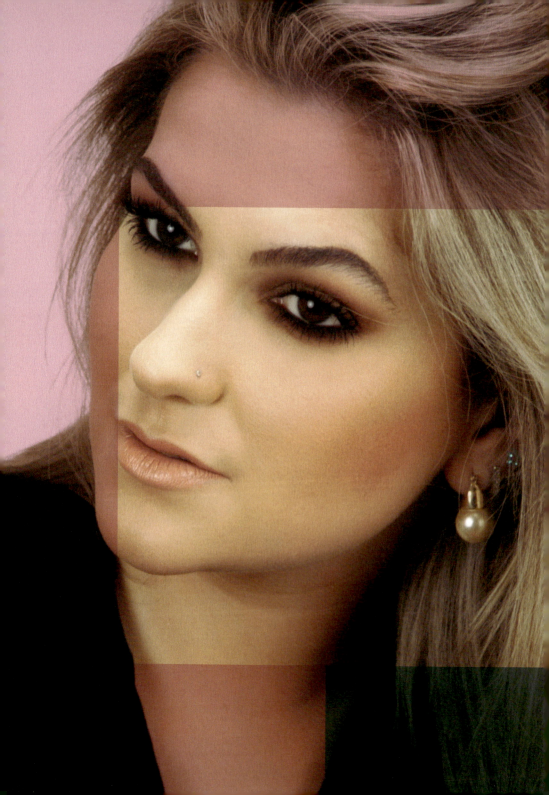

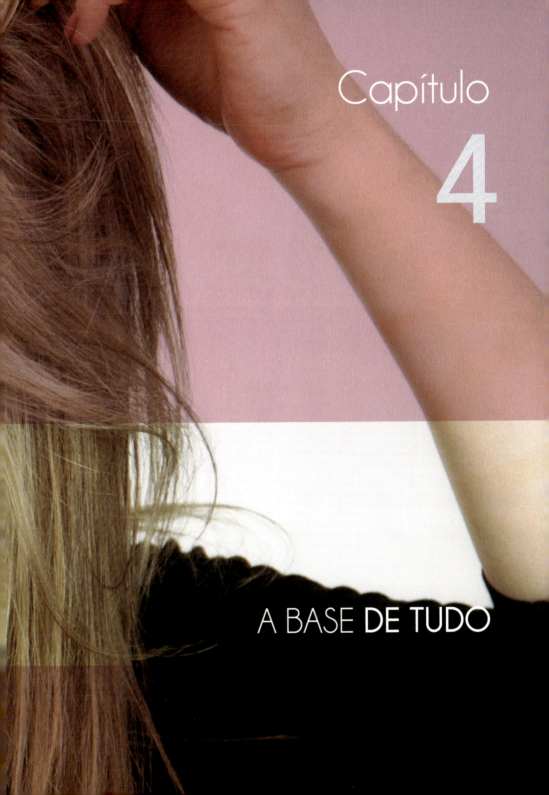

Capítulo 4

A BASE DE TUDO

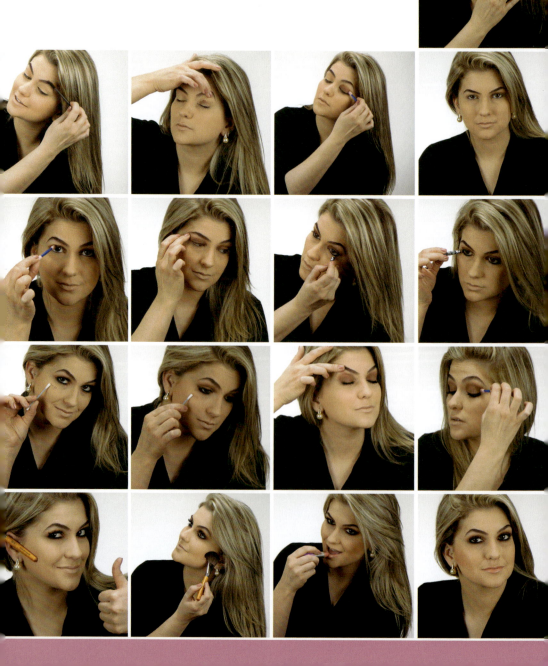

MAQUIAGEM BÁSICA

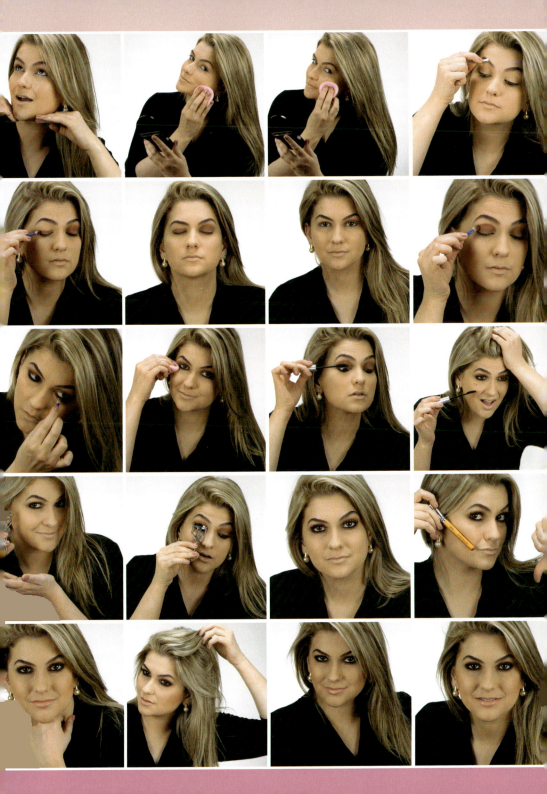

A BASE DE TUDO

Preste muita atenção em cada passo desta maquiagem. Além de ela servir para muitas ocasiões, você vai repetir a maioria dos seus passos sempre, pois ela não é só básica, é, também, a base para qualquer maquiagem.

Aí você pode pensar: "Como assim? Uma pele preparada para uma maquiagem usada à noite deve ser mais pesada do que uma básica usada para o dia, não?"

Não é bem assim. Você não quer que a sua maquiagem dure o dia inteiro? Uma maquiagem que você faz de manhã para sair de casa não tem que durar umas oito ou dez horas? Então siga essa dica: a quantidade e a qualidade da base e do pó escolhidos definem a durabilidade da maquiagem. Se você, por medo de pesar, colocar uma quantidade muito pequena de base e de pó, tenha certeza de que dali a algumas horas não vai sobrar muita coisa no seu rosto. Não é assim que acontece sempre?

Ok! Continua com receio de ficar com a maquiagem muito pesada durante o dia? Aplique o pó com o pincel. Mas saiba que você vai ter que se retocar muito mais vezes ao longo do dia.

Aqui vou lhe ensinar a forma de aplicar a maquiagem que vai durar o máximo de tempo possível. Prefere algo mais leve, mais natural, porém menos duradouro? Então use as sugestões do capítulo anterior.

Vá lá, pegue as suas maquiagens e vamos começar esse passo a passo juntas! Anda! Vai que eu espero.

Pegou tudo?

Então vamos começar
preparando a pele!

A base

Para, para! Não precisa se apavorar! Em menos de um minuto essa quantidade de base (o ideal é mais ou menos o equivalente ao tamanho de dois grãos de feijão para cada lado do rosto) já vai estar totalmente espalhada e assentada na pele...

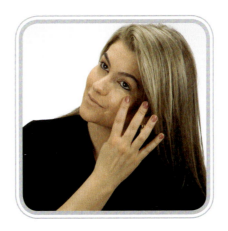

Espalhe a base por todo o rosto, de maneira uniforme, com as pontas dos dedos.

Dedos? Mas dá pra usar as mãos? Bem, eu não costumo usar pincel para aplicar a base, pois acho mais prático espalhar com as mãos. Além de tudo, a mão bem lavada tem condições de ficar mais limpa (e, portanto, mais higiênica) que o pincel – não pode é esquecer de lavar as mãos. No final da maquiagem, não se enxerga nenhuma diferença entre a pele que foi preparada com o pincel e a que foi preparada com os dedos.

Mas, se você preferir aplicar a base com pincel, também não há problema algum. Tem muita gente que prefere assim.

E a pele de boneca vai surgir!!!

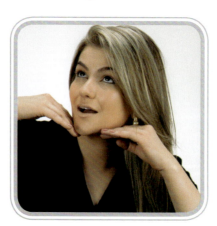

Regras para escolher a
base adequada para você

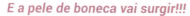 A base tem que estar de acordo com o seu tipo de pele: é oleosa? Base para pele oleosa! Pele seca? Base para pele seca. Pele mista? Base para pele mista – mas base para esse tipo específico de pele não se encontra com muita facilidade. Se não encontrar, prefira a base para peles oleosas.

> **A cor da base tem de ser a mais parecida possível com a da sua pele!**

E atenção: a base tem de ser experimentada no rosto! Desista de escolher pelo tom da mão ou pelo lado interno do braço que é mais claro; desista de escolher por catálogo, pela internet ou de encomendar para a sua amiga que vai viajar e que poderá lhe trazer o produto mais barato (a não ser que você já tenha usado e já saiba o seu tom específico). Além de tudo, na hora de fazer o teste, coloque uma boa quantidade de base no rosto, pois, se você esticar uma mísera gotícula por toda a face, qualquer tom de base parecerá ter o seu tom de pele. Você só irá perceber o erro na hora em que colocar a base no rosto todo e transformar a sua cor original em algo muito mais claro ou muito mais escuro.

Chegou a vez do pó

Se for possível investir um pouquinho mais em um produto de melhor qualidade, eu dou o maior apoio. Vou repetir: dê elevada importância à qualidade da base e do pó. Se esses dois forem bons e estiverem de acordo com a sua pele, ninguém segura o seu *make*!

Para escolher a cor do pó, siga a mesma regra usada para a escolha da base: teste sempre no rosto, aplique uma boa quantidade e aprove a que for mais parecida com a sua cor original.

Para uma cobertura maior, menos natural, porém mais duradoura, aplique o pó com esponja. Prefira sempre as mais macias e porosas. As esponjas de látex (aquelas que parecem de borracha) absorvem muito produto e acabam não passando a devida quantidade para o rosto.

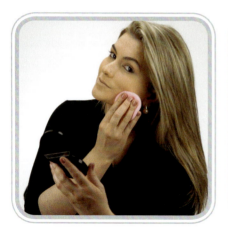 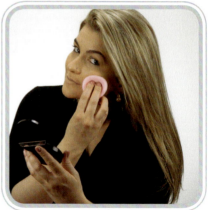

    Para uma cobertura mais fina, mais natural, porém menos duradoura, aplique o pó com um pincel largo e macio.

    Atenção: o pó é o vilão das linhas de expressão e das rugas! Quanto mais lisa for a pele, mais liberdade você terá para usar maior quantidade de pó. Mas, se você já tiver algumas linhas mais acentuadas, não exagere, pois ele potencializa esse tipo de imperfeição da pele.

    Importante: os pós soltos oferecem cobertura mais leve e são ideais para peles mais marcadas ou com mais rugas. Os pós compactos, por sua vez, dão cobertura maior (além de mais práticos por não soltarem tantos resíduos ao se abrir a embalagem), sendo uma boa opção para peles sem muitas linhas, mas que já têm manchas.

    Mais importante ainda: sobre os olhos você deve dobrar ou triplicar a quantidade de pó que passou no rosto. É essa boa quantidade de pó aplicada ali que vai lhe permitir esfumar a sombra com facilidade. Para saber se a quantidade de pó que você aplicou ali está suficiente, você deve passar o dedo na pálpebra e encontrar uma textura extremamente lisa e escorregadia, como se estivesse passando o dedo no próprio pó compacto. Todas as pessoas devem fazer isso, mesmo as que têm linhas mais acentuadas, pois a sombra deverá disfarçá-las, e você ganha em tempo e facilidade ao aplicar a sombra.

Bem, essa quantidade de bons produtos na pele já é suficiente para uma durabilidade de cerca de dez horas, contando com um retoque. No momento em que a gente aplica a maquiagem, pode ser que o aspecto fique bem pesado por colocarmos essa boa quantidade de base e pó. Mas, depois de meia hora, a pele começa a liberar uma certa oleosidade, a maquiagem começa a cair, e o que fica acaba se acomodando melhor no rosto, amenizando a sensação de pele mascarada.

Limpando as sobrancelhas

O quê? Limpar as sobrancelhas? Sim, com cotonetes secos! Os pelos ficam com resíduos da base e do pó que a gente aplicou na pele, e, se os deixarmos, daremos a impressão de que os fios estão brancos! Ao limpar, observe como ficará o algodão.

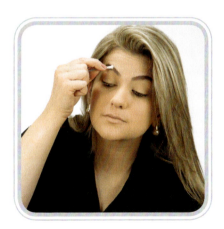

Sombra marrom: a base de (quase) tudo!

A sombra marrom é a sombra coringa. Se você não tiver mais nenhuma cor de sombra e só tiver uma sombra marrom, você estará bem servida.

Por que ter uma sombra
marrom é tão importante?

Porque o marrom é a cor da nossa pele, só que um pouco mais escura. Então, para fazer qualquer efeito na pele, essa sombra será a mais natural possível. No caso de peles negras, a regra é a mesma, no entanto só muda o tom do marrom. Quanto mais escura for a pele, mais escuro deve ser o tom do marrom da sombra. Para peles claras ou morenas, aconselho um marrom que puxe para o avermelhado, pois esse fica natural. Seja para dar profundidade ao olho, seja para fazer efeitos nos cantos externos dos olhos, seja para criar uma marcação de pálpebra em olhos que não a tem – aposte no marrom que dificilmente você vai errar!

Pegue um pincel bem simples (aqueles de esponjinha mesmo)!

Aplique a sombra marrom escolhida por toda a pálpebra móvel. Você está vendo essas falhas que a flacidez da minha pálpebra móvel provocou no resultado? Pois repasse a sombra, agora no sentido contrário, para deixar essa aplicação bem homogênea!

O que é? Nunca viu uma pálpebra enrugadinha? Nem vem dizer que não! Ou vai dizer que isso nunca aconteceu com você?

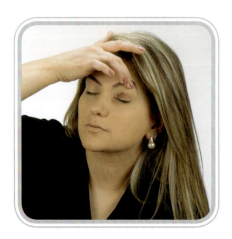

Bem, essa é a sua pálpebra móvel: aquela que se esconde quase totalmente quando você abre o olho.

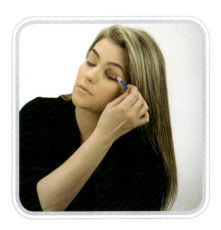

O erro da maioria das pessoas que não sabe aplicar sombra de forma adequada se esconde aí: junto com a sua pálpebra móvel e com a sombra que você não aplicou em uma altura suficiente. O olho aberto, além de ter tapado todo o seu trabalho, fica com aparência de inchado. Veja a diferença entre os dois olhos, tanto fechados quanto abertos:

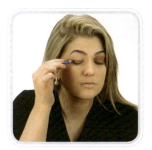
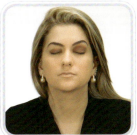
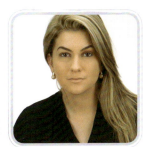

E agora? É fácil! Aplique a sombra marrom um pouco acima da pálpebra móvel, cerca de uns 5mm. Quanto mais espaço você tiver entre a pálpebra móvel e as sobrancelhas, mais para cima deverá avançar a sua sombra.

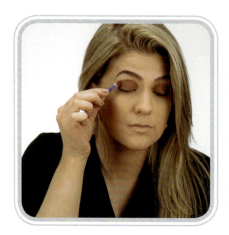 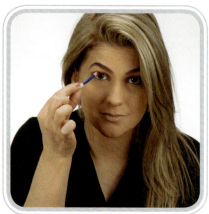

Depois, passe o dedo com certa força exatamente sobre a linha que separa o espaço que tem sombra do espaço que não tem. Assim você irá esfumar a sombra, sem deixar aquela marcação que torna a maquiagem grosseira.

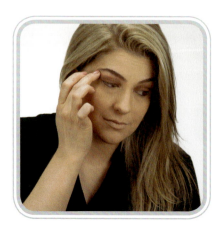

Aplicando o lápis para olhos

O meu preferido é o preto. Se, mais uma vez, você tiver medo de pesar, opte pelo marrom. Escolha um lápis extremamente macio e, de preferência, resistente à água.

Aplique o lápis por dentro dos olhos, na linha d'água, e um pouco por fora, bem rente aos cílios, sem deixar espaço entre os dois traços.

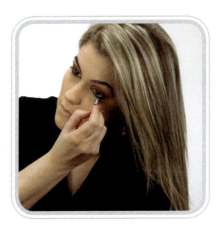

O lápis aplicado por fora tem duas funções importantes: fazer com que você fique com o olho marcado por mais tempo (pois a parte aplicada dentro da linha d'água não dura muito, mesmo que o lápis seja muito bom, devido à umidade permanente do olho) e – a principal função – aumentar o olho.

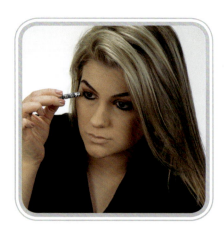

Mas é claro que essa marcação tão definida não é desejada. Então, pegue novamente o pincel de esponjinha e a sombra marrom e esfume o traço de lápis que aplicou por fora. Dessa forma, você suaviza a marcação deixada pelo lápis, aumenta ainda mais o olho e "sela" (com a sombra, que é em pó) o traço do lápis (que tem uma estrutura cerosa), evitando que ele borre ou escorra.

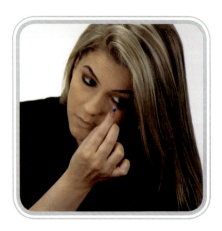

Se você achar que aplicou uma linha muito grossa dessa sombra marrom, passe a esponja de pó para diminuir e deixe do tamanho que desejar!

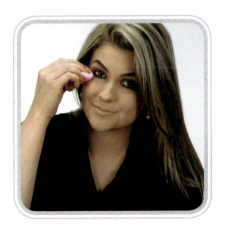

Rímel

Agora é a vez da máscara de cílios ou rímel! (Eu prefiro falar rímel, todo mundo entende e já está no dicionário, apesar de, originalmente, designar uma marca específica do produto.)

Invista a maior parte do seu tempo nesta etapa da maquiagem. Dedique-se! Mas antes, preste atenção nestas dicas muito importantes!!!

Uma pausa para falar
sobre a aplicação de rímel!

Você vai à loja de cosméticos especialmente para comprar um rímel. Chega lá e a vendedora mostra umas quinhentas opções diferentes para você escolher. Aí você compra o mais caro, pois está cansada de ter cílios pequenos e sem graça. Chega em casa bem feliz com a sua mais nova compra e vai correndo experimentar! Na primeira passada, fica tudo empapado. Na segunda, fica pior ainda. Na terceira, pronto! Aconteceu o de sempre: você ficou com apenas três fios de cílios, pois todos os seus pelos se reuniram em três montinhos!

Como eu sei disso? Porque logo que a gente compra um rímel ele vem cheinho de produto. Quando tiramos o pincel da embalagem, ele sai absolutamente molhado e toda aquela quantidade vai direto para os seus cílios. É normal grudar e empapar – rímel novo é inimigo de cílios volumosos e separados.

Então, o que fazer? Vou lhe dar algumas opções:

1. Guarde uma embalagem vazia de qualquer rímel (dê preferência para embalagens que vêm com o pincel que você gosta ou está acostumada a usar). Quando comprar um novo – não importa que as marcas sejam diferentes –, você deverá pegar o pincel do novo e colocar dentro do vazio. Faça isso umas duas ou três vezes (esse movimento vai ser como se você estivesse transportando um pouquinho do produto de uma embalagem para a outra) e, depois, utilize o pincel da máscara vazia para pintar os seus cílios. Quando sentir que o pincel está muito seco, repita todo o processo. Sei que, à primeira vista, essa função é meio complicadinha para quem lê, mas experimente fazer. Experimente fazer e experimente cílios longos, volumosos e bem separadinhos.

2. Tudo bem, você não tem uma embalagem vazia? Vou lhe dar outra opção: deixe a sua nova embalagem de rímel aberta durante umas três horas. Depois, coloque o pincel dentro da embalagem e tire. Ele vai vir cheio de produto. Envolva o final do pincel com um papel qualquer e aperte. Vá puxando o papel até o final do pincel (no final, o papel terá retirado quase todo o produto do pincel). Coloque o pincel dentro da embalagem novamente, depois retire da embalagem e remova tudo com o papel mais uma vez. Repita tudo isso várias vezes, até que você note a embalagem mais vazia. Se você achar necessário deixar a embalagem aberta por mais umas três horas – o que é importante para dar uma encorpada no rímel – vá em frente.

Aí você vai dizer: "O quê? Como assim colocar fora o rímel novinho? Está louca?". E eu só tenho uma resposta pra lhe dar: você vai querer ficar com os cílios curtos, grudados e sem graça até o seu rímel ficar no ponto? A escolha é sua: tenha um rímel novo que lhe deixe com cílios grudados e curtos ou tenha um rímel mais vazio que lhe deixe com os cílios separados e expressivos.

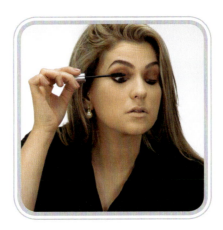

Muito prazer, cílios inferiores! Observe-os, constate que eles existem e que podem ser grandes aliados para aumentar os seus olhos ou deixar o olhar mais marcante. Eu sei que você mal olhava para eles, mas aplique bastante rímel nos coitados também!

Ai, borrei tudo! Agora o bicho pega, vou ter que tirar tudo, vou levar mais meia hora e o parceiro – que nessas horas não é nada parceiro – vai ficar furioso porque já está esperando impaciente há horas!

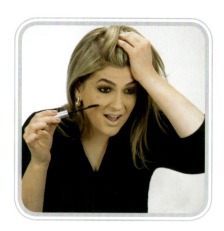

Calma!!! Eu tenho a mais rápida solução! Deixe secar bem o rímel que está no rosto – normalmente a gente se desespera, e logo que borra se atraca na mancha e acaba espalhando ainda mais. Rímel não foi feito para a pele. Pegue um cotonete.

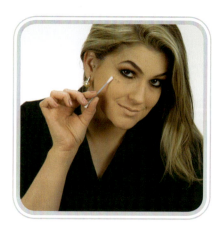

Passe o cotonete seco levemente sobre a mancha seca. Você vai sentir como se estivesse raspando o borrão, e vai ver o quanto é fácil removê-lo dessa forma.

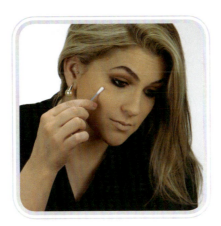

Vale lembrar duas coisas: se o rímel for à prova d'água, você precisará remover com uma gotinha de base na ponta do cotonete, pois esse tipo de produto gruda muito mais na pele.

Outra: quanto maior estiver a cobertura de pó na sua pele, mais fácil será a remoção dessa mancha de rímel. Se você estiver com a pele mais pegajosa por estar com base e só um pouco de pó, a remoção será um pouco mais difícil, embora a técnica usada seja quase a mesma – em vez de passar o cotonete seco de leve, passe com um pouco mais de força.

Borrou em cima da sombra também?

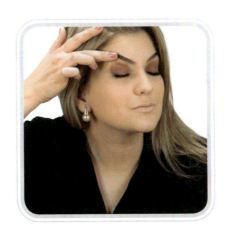

Tudo bem! É ainda mais fácil corrigir! Pegue o mesmo pincel de esponjinha usado para aplicar a sombra e reaplique sobre a mancha de rímel, que também já deverá estar seca.

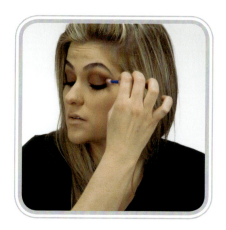

Apresento-lhes o *curvex*

Chegou a hora dele. Sei que muita gente fala que já comprou um, mas que nunca notou diferença em usar ou não. Escute o que eu digo: rímel e curvex são duas das invenções que mais favorecem a beleza da mulher.

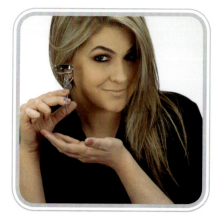

Depois que o rímel já estiver seco, abra ao máximo a área do curvex onde deverão se encaixar os cílios e o encoste bem na raiz dos pelos. Agora feche o compartimento até que seus cílios fiquem a 90°. Mas não fique apertando cotinuamente! Repita, cerca de umas dez vezes, um movimento muito curto de abre e fecha, mantendo o curvex sempre no mesmo lugar. Cuide para não beliscar a sua pálpebra móvel!

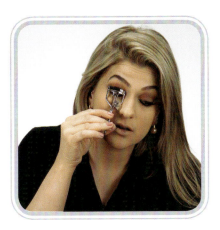

Depois abra, solte o curvex dos seus cílios e pronto!!!
Veja a diferença entre os dois olhos:

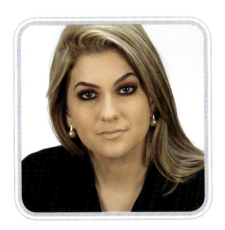

Você diz: "Por que o curvex não dá certo pra mim?" Descubra onde você pode estar errando!

Há vários motivos que podem tornar o curvex um objeto inútil e estranho, ou melhor, um pequeno trambolho dentro da sua *nécessaire*... Aqui vai uma lista:

Se você passar o curvex com os cílios ainda molhados de rímel, pode ter certeza que eles ficarão completamente grudados, e grande parte do seu rímel vai sair grudado no curvex.

Se você passar o curvex antes do rímel, pouca coisa vai mudar, pois não há nada que fixe os seus cílios naquela forma. Muita gente diz que, se o rímel for aplicado antes do curvex, poderá quebrar os cílios, mas não é verdade. (Eu mesma passo curvex há muitos anos, mais de uma vez por dia, e nunca quebrei um fio sequer por causa dele.) Inclusive, teoricamente, o rímel poderia ser até uma proteção ao cílio, dificultando sua quebra.

Mas tome cuidado com um detalhe: aquela borrachinha que fica na parte inferior dele não pode estar cortada, você deve mantê--la sempre em dia! Notou uma fenda? Jogue fora o seu curvex, pois isso, sim, pode quebrar os cílios. Mas curvex em bom estado, aplicado corretamente, depois do rímel seco? Nunca vi quebrar cílios de ninguém...

Se você passar o curvex no meio dos cílios ou nas pontas, você terá cílios amassados, não curvados!

Se você apertar pouco o curvex, sem deixar os cílios em 90°, também não fará a menor diferença! É como se você estivesse só encostando um metal nos cílios, sem qualquer efeito.

Se você apertar demais o curvex, continuamente, sem aquele movimento de abre e fecha, os seus cílios irão grudar no metal e, por consequência, irão grudar uns nos outros.

Se você não conseguir pegar todos os cílios de uma vez, você vai ficar com alguns fios curvados e outros retos! Cuide para envolver todos os fios!

Você deve escolher um bom curvex. E esse é um produto cujo preço não manda na qualidade. Há muitos curvex maravilhosos no mercado a preços baixíssimos. Dê preferência aos curvex de metal, não aos de plástico. Além disso, atente à sua borrachinha: escolha uma mais mole, mais macia. Há alguns curvex que têm plástico em vez de borracha e não são tão bons.

Tá bom, eu concordo que são muitos os cuidados que devemos tomar para o resultado do uso do curvex ficar bom, mas invista, porque vale a pena! Senão eu não teria escrito tanto sobre ele! Promete que vai tentar?

Passando o *blush*

Para passar o *blush*, o ideal é que você tenha um pincel médio (deixe aqueles bem grandes para o pó facial) e bem macio. É importante que, quando você for aplicar, as cerdas se abram, de forma que lhe permitam esfumar o *blush*. Há pincéis que são muito duros, ou que têm cerdas artificiais de má qualidade (que parecem de plástico, sabe?). Desista desses, pois tendem a fazer um "risco" colorido no seu rosto.

Onde passar

Com o cabo do pincel, toque nas bochechas até descobrir onde ficam as maçãs do rosto (aquele osso da face que fica em destaque). Achou? Então coloque o cabo do pincel diretamente abaixo delas. Esse é o local correto de aplicar o *blush*. Mas atenção! Ele deve ser aplicado a uma distância de cerca de uns três dedos do nariz em direção ao tragus da orelha. Nada de passar o *blush* próximo à boca! Aquela mania que muitas pessoas têm de fazer aquela boquinha de peixe, colocando a própria bochecha entre os dentes, pode fazer com que, inadvertidamente, passem uma linha muito comprida de *blush* que vai do canto da boca até a orelha. E isso não é o ideal!

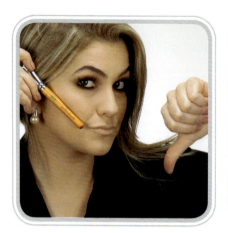 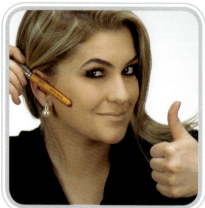

Esfumou bem? Tá pronto!

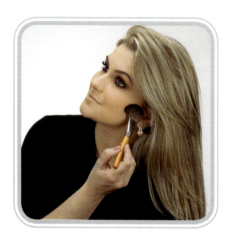

Batom!

Para o dia a dia, um *gloss* nude ou transparente, um batom cor-de-boca, ou qualquer cor neutra são boas opções.

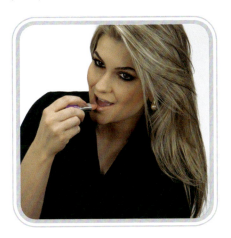

Você está pronta para...

▬ As mais diversas situações do dia a dia: trabalho, entrevista de emprego, faculdade, reunião...

▬ A aplicação de todos esses produtos tem a principal função de realçar os seus traços. É mais fácil uma pessoa lhe encontrar na rua e dizer "Como você está bonita!" em vez de "Como está bonita a sua maquiagem". E essa diferença é essencial para essas situações em que a gente precisa estar bem e quer ser percebida, mas não pela maquiagem que se está usando.

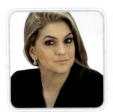
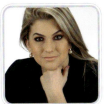
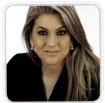
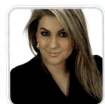

Nem tão básica assim...

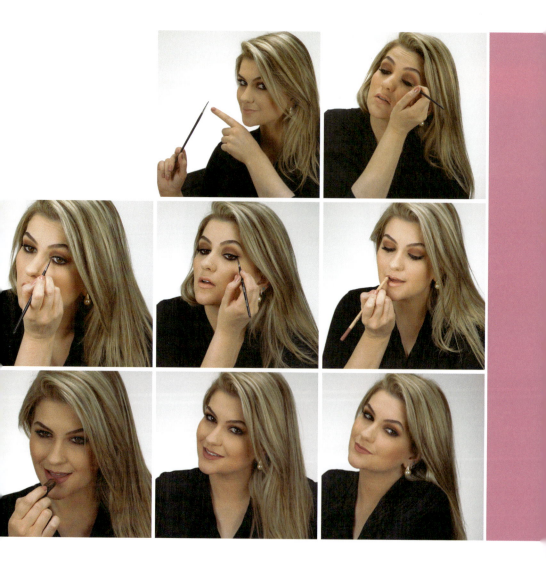

Se depois do trabalho algum convite lhe pegar de surpresa, não esquente! É rápido e fácil incrementar uma maquiagem básica que você já estava usando.

Bem, no final do dia é provável que o seu batom já tenha saído ou esteja bem fraquinho. Para fazer o retoque ideal, é necessário que você passe corretivo ou base nos lábios. Depois, repasse neles o pó, aproveitando para dar mais uma reforçada no rosto inteiro, a fim de retirar o brilho ou alguma imperfeição que possa ter surgido ao longo do dia. Pronto?

Agora pegue um pincel para delineador. Deve ser um pincel ultra-fino, especial para isso. Os pincéis que vêm no delineador costumam ser duros e ficam com a pontinha grossa depois de pouco tempo de uso, o que pode dificultar a aplicação do delineador.

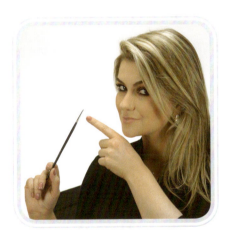

Como aplicar o delineador!

Com os olhos abertos e olhando para baixo, molhe o pincel no produto e aplique do canto interno do olho em direção ao canto externo, bem rente aos cílios. Não estique a pálpebra para aplicar o delineador, pois assim perdemos a noção da forma real do olho.

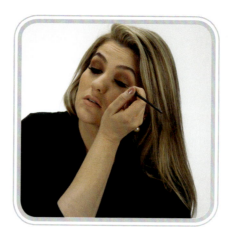

É imprescindível que os acabamentos fiquem perfeitos: o canto interno deve começar ultrafino e, depois, a linha deve ficar mais grossa gradualmente. Embora o final da linha seja mais grossa, o acabamento (final do traço) também deve ser ultrafino.

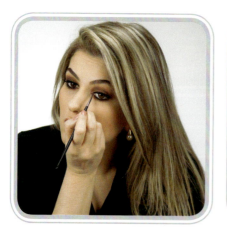 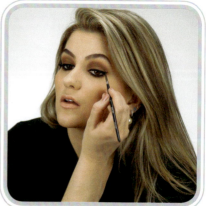

Importante! O segredo para passar o delineador corretamente é treinar, treinar e treinar, além de ter um pincel ideal e um delineador bem pigmentado.

Treine muito em casa, quando você não for sair, pois é preferível não passar delineador que aplicá-lo deixando-o muito grosso ou com as extremidades grossas. Não é um produto essencial, ele apenas dá bons toques na maquiagem. Então, se você ainda não estiver segura em aplicá-lo, deixe para a próxima vez.

Há diferentes tipos de delineador no mercado. Gosto bastante dos em gel, pois eles dão um "prazo" para a gente consertar possíveis desastres... demoram um pouquinho mais para secar, então, se borrarmos, é só passar um cotonete que sai! Mas, depois que secam, têm ótima fixação e durabilidade. Os líquidos também são bons, mas é mais difícil fazer qualquer correção neles – para quem tem prática, eles dão ótimos resultados. Os delineadores em caneta são bem interessantes para quem está começando e ainda não tem firmeza com o pincel.

Pessoas com pálpebra móvel enrugada, flácida ou pequena deverão evitar o delineador.

Vamos passar um batom mais colorido?

Nessa noite, provavelmente você irá jantar ou beber alguma coisa. Então, para o batom durar mais e não escorrer, você deve utilizar contorno para lábios. Comece com um lápis bem macio, contornando os "biquinhos" no centro dos lábios. Depois siga por todo o resto, concluindo o contorno.

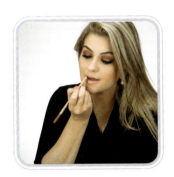

Para evitar que o contorno apareça e, mais uma vez, que aumente a duração do batom, aplique o lápis em todo o lábio. Depois, aplique o batom por cima.

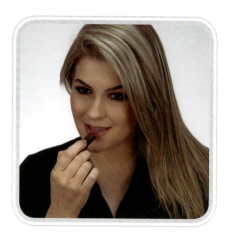

Após ter colocado o batom, utilize um pincel para lábios e reaplique o batom por cima de todo o contorno para evitar qualquer marcação de contorno (ou fora do lugar) e dar um acabamento perfeito, já que não é possível fazer um contorno exato só com o batom.

Você está pronta para...

um jantar de negócios, um *happy hour*, uma reunião mais formal no final do dia.

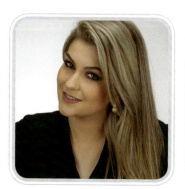
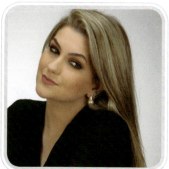

Preparando uma pele com acne

Não é possível esconder relevos (como espinhas) e depressões (como marcas de acne) da pele com maquiagem. Mas é possível disfarçar as cores que determinados tipos de problema têm.

Neste caso, por exemplo, a modelo tem algumas espinhas na região do queixo.

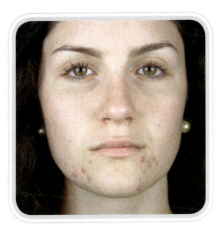

Para escondê-las, faça o seguinte: passe corretivo sobre as espinhas e aproveite para corrigir as olheiras e outras imperfeições que a pele tiver.

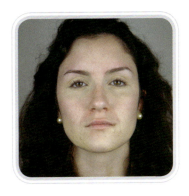

Se as espinhas forem pontuais, você pode usar, antes da base, um corretivo verde (que neutraliza o vermelho) sobre elas (veja o capítulo 9 – Olhos).

Se a região acneica estiver muito grande, opte por um corretivo cor de pele, que ofereça uma ótima cobertura.

Aplique a base sobre esse corretivo, levemente, para não retirá-lo. Cuide para não usar uma base oleosa!

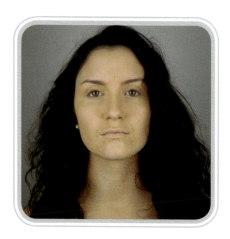

Depois que aplicar o pó, siga os mesmos passos que foram feitos na maquiagem básica.

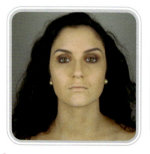
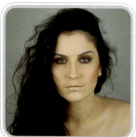

Lembre-se: não esqueça de remover e refazer a sua maquiagem pelo menos uma vez, lá pela metade do seu dia. Isso, conforme já conversamos, será importante para não acentuar suas espinhas.

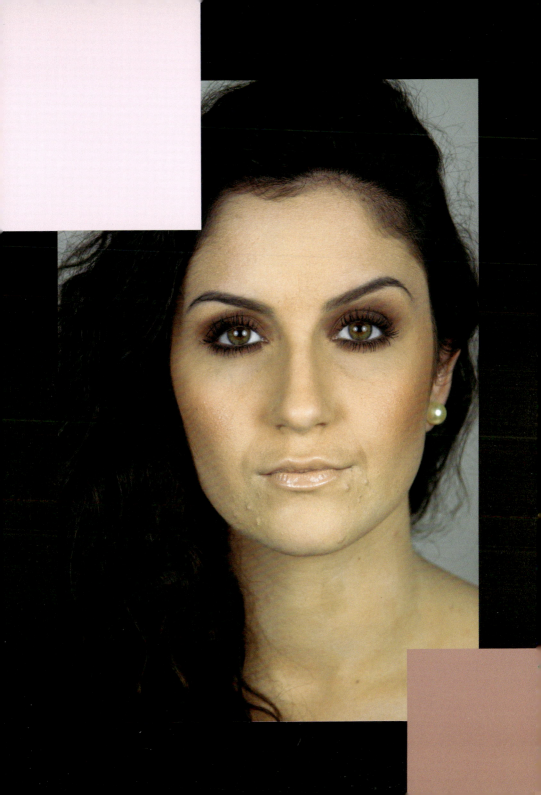

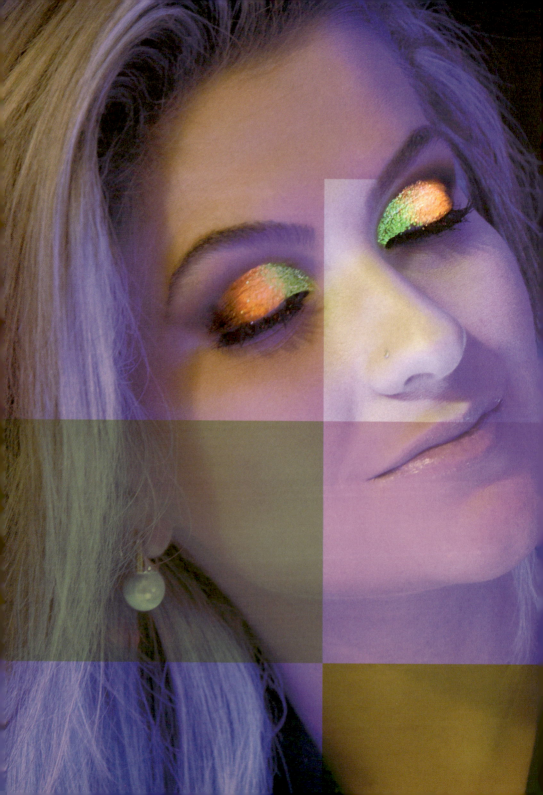

Capítulo
5

NA BALADA

NA BALADA

Brilhando na balada

Agora chega de falar em trabalho! Chega de reunião, chega de atraso, chega de formalidade! Vamos às cores e às festas!

Ao se maquiar para a balada, você poderá soltar ao máximo sua criatividade, já que a noite permite qualquer excesso, desde que bem feito. Vamos usar aqui, só pra "abalar", uma sombra flúor. Esse tipo de produto, quando entra em contato com a luz negra, libera uma luminosidade bem forte e chamativa! Quer brilhar na noite? Então vem comigo!

Para começar uma maquiagem bem durável para a balada, você precisa seguir todos aqueles passos citados do início da maquiagem básica, que são: base, pó facial aplicado com esponja, limpeza das sobrancelhas e sombra marrom.

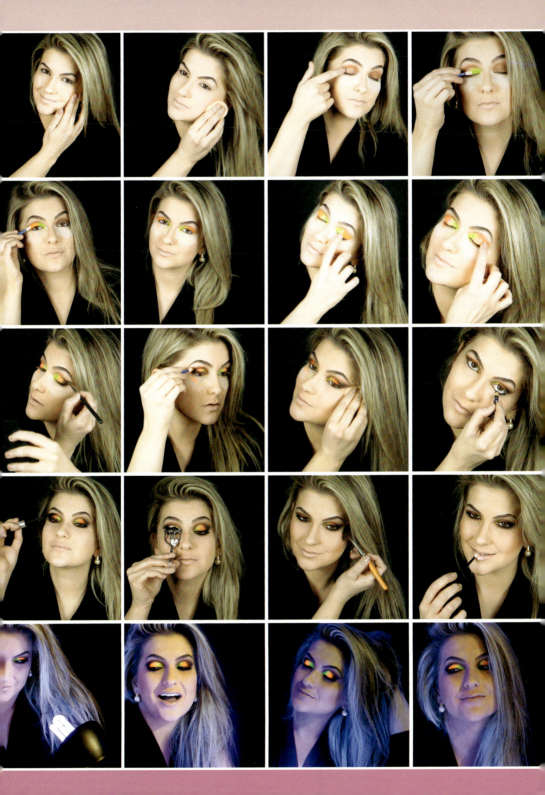

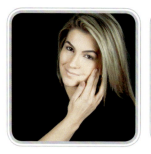 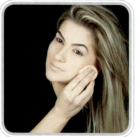 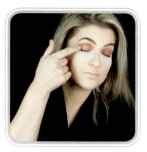

Você deve estar se perguntando o porquê de usar sombra marrom, já que a maquiagem é colorida, não está? Bem, a sombra marrom servirá como base para todas as sombras que serão aplicadas, pois a função dela é dar profundidade ao olho e um bom acabamento.

Mas para que dar profundidade ao olho? Porque para aplicar qualquer sombra, de qualquer cor que seja, é preciso que seja feito um espaço para ela. Muitas pessoas têm o formato dos olhos mais inchadinho, com pouco espaço de pálpebra, ou sem marcação de côncavo (como em olhos orientais, por exemplo). O marrom servirá para fazer essa marcação, deixando o olho corrigido e pronto para receber os "enfeites" – cores e brilhos!

E se o olho já for profundo? Use a sombra marrom da mesma forma, já que o colorido vai se sobrepor à sombra, mas não totalmente. É fundamental que o espaço marrom que vai ficar sem a cor continue aparecendo em qualquer maquiagem, em qualquer formato de olho.

Por que a sombra marrom dá acabamento? Porque a cor marrom é a que mais se aproxima da nossa pele, permitindo uma perfeita e delicada transição entre a cor natural da pele (região logo abaixo das sobrancelhas) e a cor escolhida para o *make* (aplicado sobre a pálpebra móvel). Nenhuma outra cor de sombra permite um esfumado tão harmônico e bonito quanto o marrom. Entenda que é difícil obter um bom efeito tentando esfumar ou mesclar duas cores muito diferentes (por exemplo, verde e cor da pele, ou lilás e cor da pele) sem ter uma cor de transição entre elas.

Depois de concluídos todos esses passos, pegue um pó facial solto e aplique-o bem de leve, com a esponja, logo abaixo dos olhos, de forma que fique bastante produto acumulado.

Atenção: não assente esse pó! Quanto mais soltinho e acumulado ele ficar, mais prático será para você deixar o rosto limpo e sem resíduos de sombras que, geralmente, caem e deixam a pele manchada. Esse passo lhe será útil em todas as maquiagens em que você utilizar cor ou brilho!

Aplique sobre a sombra marrom, mas somente na pálpebra móvel, um fixador de sombras.

Escolha duas cores de sombras coloridas e, com pincel de esponjinha, aplique-as sobre o fixador: uma do canto interno em direção ao externo (só até a metade do olho) e, a outra cor, aplique da metade do olho até onde terminam os cílios. Mescle as duas cores no centro. A parte da sombra marrom que foi aplicada acima da pálpebra móvel deve ficar aparecendo.

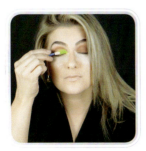 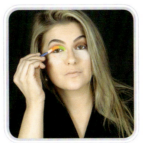 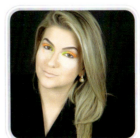

Aplique um fixador de *glitter* sobre essas sombras. A seguir, coloque os *glitters* pressionando levemente sobre a sombra. Nesse caso, use uma cor de *glitter* correspondente a cada cor de sombra utilizada.

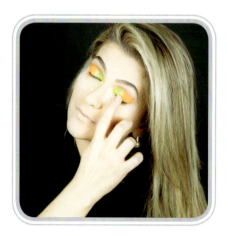 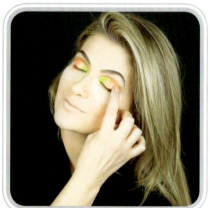

Agora, com um pincel de cerdas macias e arredondadas, escureça o canto externo do olho (conforme explicado no capítulo 4 – A base de tudo) com uma sombra preta.

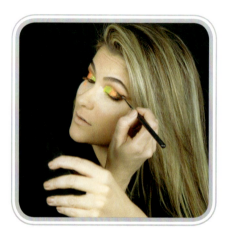

Após, reforce o marrom que ficou de fora da sombra colorida e esfume bem, harmonizando com a pele.

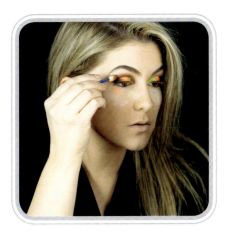

Passe a esponja embaixo dos olhos, em movimentos rápidos e leves, sem apertá-la, até remover tudo o que ficou acumulado ali. Assim, será fácil eliminar toda a sujeira que a sombra largou no rosto.

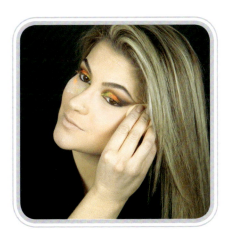

Lápis para olhos preto esfumado com sombra marrom na raiz dos cílios inferiores é essencial!

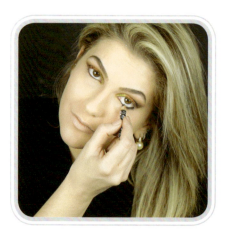

Aplique muito rímel, respeitando sempre aquela regrinha das embalagens – use sempre a mais vazia e vá repondo com o rímel novo!

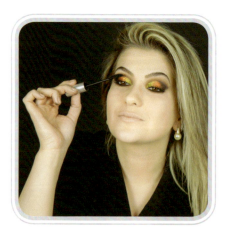

Mas é claro, curvex não pode faltar!!!

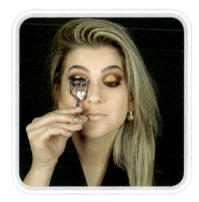

Aplique *blush* bronzeador logo abaixo das maçãs do rosto e, sobre elas, iluminador em pó.

Vale lembrar que há vários tipos e tons diferentes de iluminadores. Os mais beges dão um tom mais bronzeado. Os bem claros e brancos têm como principal função aumentar a região onde foram aplicados. Os rosados iluminam dando ar de saúde. Se você optar por um iluminador em creme, é preciso que você o aplique depois da base, antes do pó. Se optar por iluminadores em pó, aplique acima do *blush*, depois do pó. Na balada você pode ousar mais, aplicando iluminadores ainda mais brilhosos!

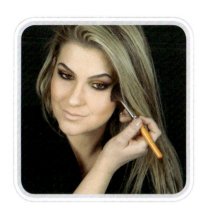

Após tudo isso, um bom *gloss* em cor neutra fecha o *look*.

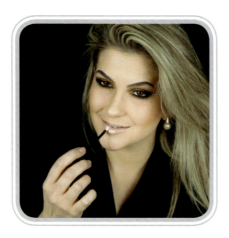

Você está pronta para...
arrasar na balada e para irradiar na luz negra!

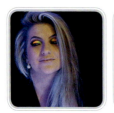 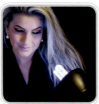 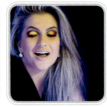 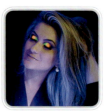

Inabalada

Levou um fora na balada, amiga? Aprenda como retocar a maquiagem e seguir inabalada!

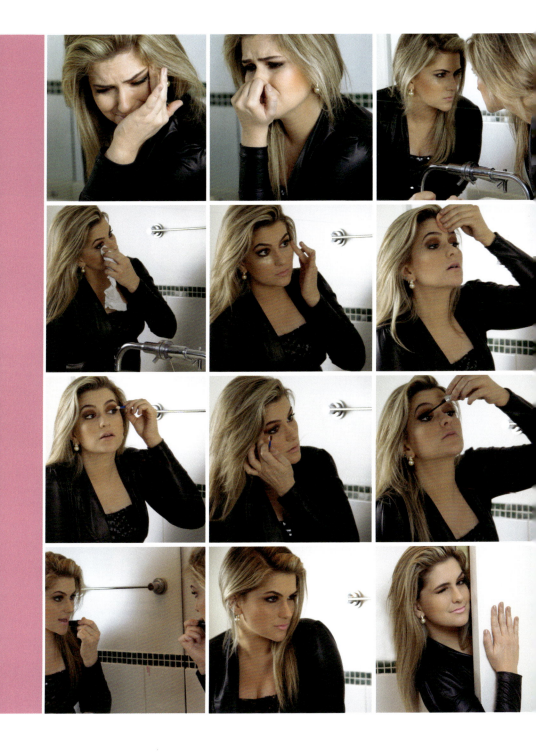

Chorou? Descabelou? Borrou?

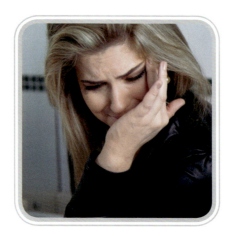

O quê? O bofe ignorou?

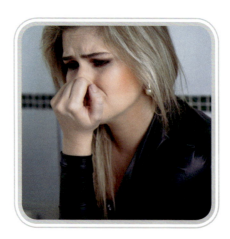

É triste... Mas não é o fim do mundo! Levante a cabeça, lembre-se de que ele não é o último homem do mundo e que você é prevenida e que trouxe algumas coisinhas que sempre carrega consigo para retocar a maquiagem...

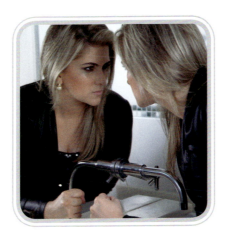

    Para começar a "reforma" no *make*, pegue um pedaço de papel qualquer e seque as lágrimas, removendo junto os borrões maiores que estiverem no seu rosto.

    Importante: prometa para si mesma que não vai voltar a chorar, senão o *make* vai escorrer de novo...

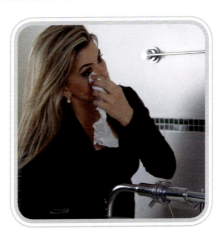

É importante levar sempre um corretivo na bolsa. Aplique-o embaixo dos olhos. Se você removeu ainda mais maquiagem quando passou o papel, não hesite em completar, com o mesmo corretivo, as partes que foram retiradas.

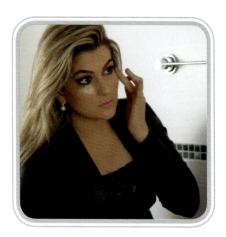

O pó compacto facial também deve lhe acompanhar. Reaplique-o em todo o rosto com a esponja.

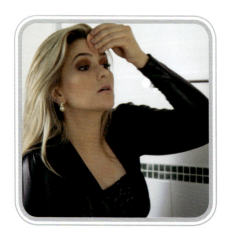

Uma sombra escura, preta ou marrom, também deve ser lembrada na hora em que você estiver organizando a bolsa para levar à festa. Reaplique a sombra e esfume com o dedo.

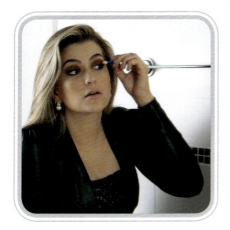
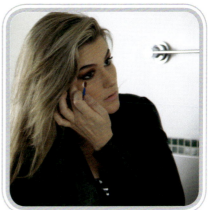

Para finalizar, retoque o rímel nos cílios superiores e inferiores! Na hora em que for aplicá-lo, seus cílios precisam estar secos, senão eles podem borrar de novo e ficar grudados uns nos outros.

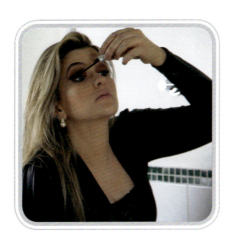

Retoque o batom, para deixar os outros bofes da balada loucos pra beijar você. A fila anda!

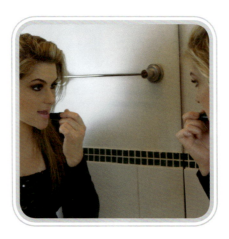

Agora ele me paga!

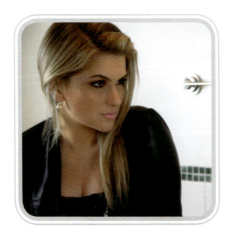

Você está pronta para...
 outra...

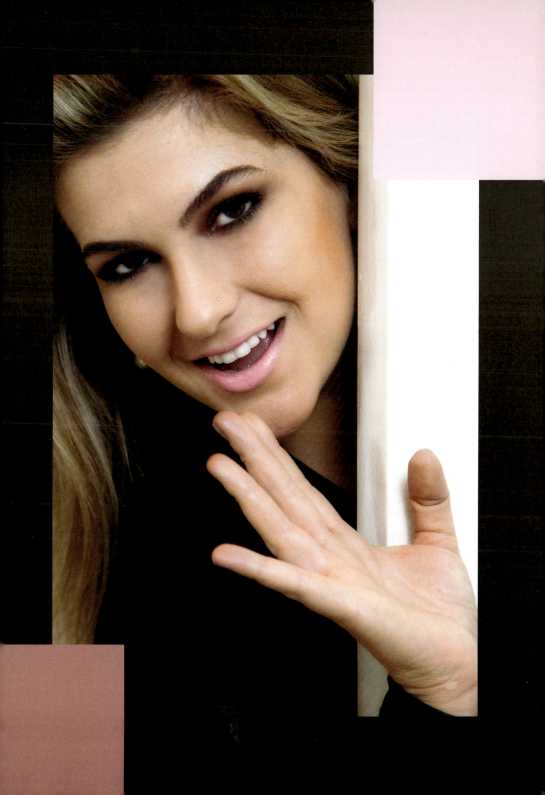

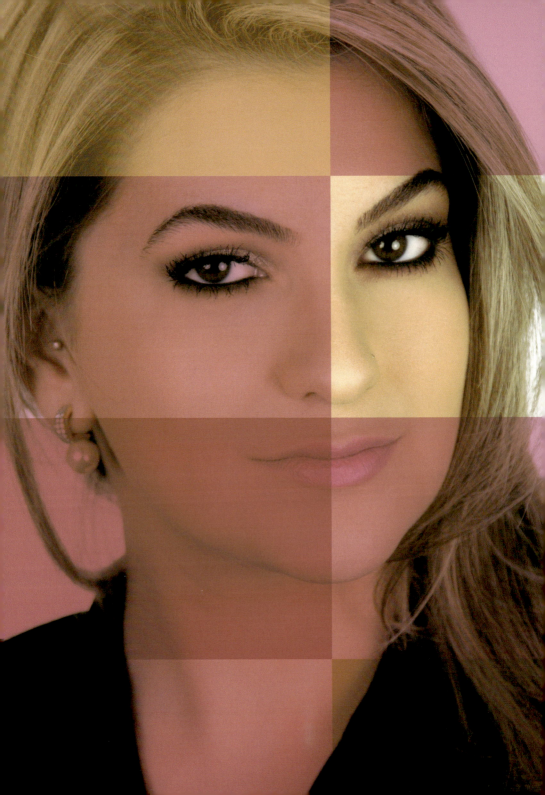

Capítulo

6

MAQUIAGEM **CLÁSSICA**

MAQUIAGEM CLÁSSICA

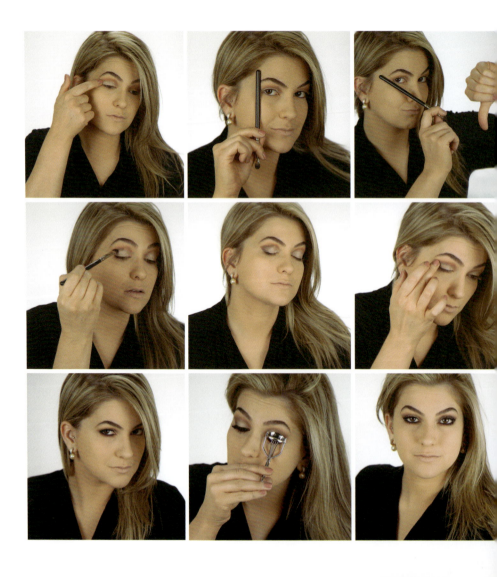

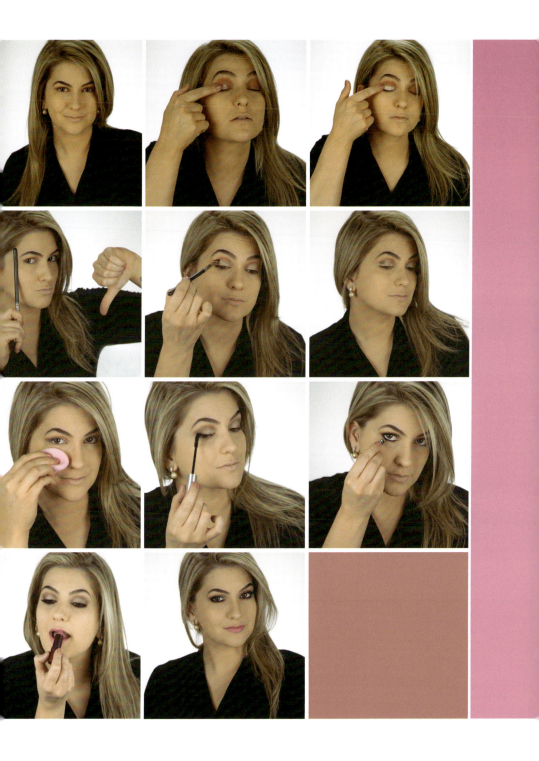

Identifico como maquiagem clássica o *make* que tem um olho mais suave, em que a pálpebra móvel é clara e o canto externo mais escuro. Esse é o tipo de técnica mais comum. Nos lábios, um batom cor-de-boca completa o *look* mais tradicional.

Com a pele já preparada como de costume, e o marrom já aplicado na pálpebra móvel e um pouco acima dela, acrescente um pouco de fixador para sombras somente na pálpebra móvel.

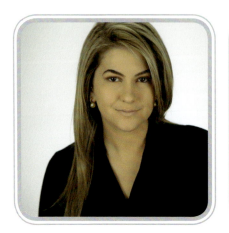 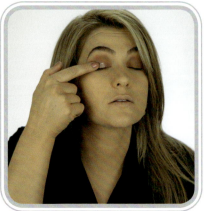

Logo em seguida, e antes que o fixador seque, aplique sobre ele uma sombra clara – em tom pérola, por exemplo.

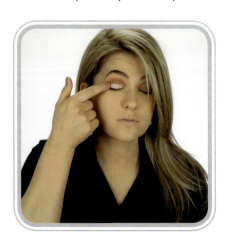

Aprendendo a fazer o famoso "cantinho"

Tudo bem, se você não conseguir fazer direto na primeira vez. Eu prometo que não te coloco de castigo no cantinho, afinal, as minhas primeiras tentativas também não foram nada agradáveis. Mas o cantinho que vamos aprender hoje não é o do castigo, e sim aquele famoso e mais comentado, o tal que leva a fama de ser a coisa mais difícil de fazer em toda a maquiagem: o canto externo do olho que a gente tanto gosta de escurecer!

Mas, se você seguir essa técnica, é possível que facilmente aprenda, pois não tem segredo algum! Todos os formatos de olhos devem receber a sombra no mesmo lugar. Sabe por quê? Porque cada pessoa tem o osso do olho em um lugar diferente, e você sempre vai se guiar por ele – por isso o resultado vai acabar ficando adaptado a cada pessoa.

Para começar a fazer o cantinho escuro, você deve ter uma sombra escura e um pincel de cerdinhas arredondadas, bem macias e fofinhas. Evite os pincéis que tenham cerdas que parecem de plástico ou que sejam muito planos. Os pincéis com muitas cerdas naturais são os ideais para isso.

Pegue o pincel e coloque-o na posição vertical, exatamente onde terminam os cílios. Imagine que existe uma linha ali.

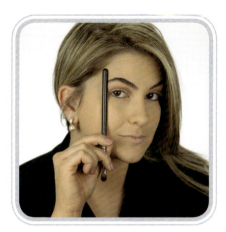

Importante! Não coloque o cabo do pincel em diagonal! Ele deve ficar reto em relação ao final dos cílios, e não das sobrancelhas!

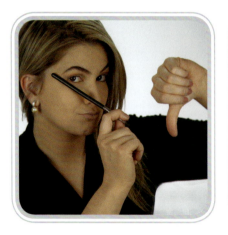 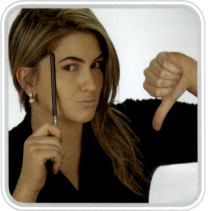

Continue imaginando que a linha está ali (onde estava o cabo do pincel). Agora, marque um ponto inicial com a sombra logo ao lado dessa linha imaginária, exatamente entre a pálpebra móvel e o osso do seu olho.

Posicione o pincel de forma que as suas cerdas fiquem na horizontal. Se você tiver alguma dificuldade de encontrar o seu osso, dê uma forçadinha no pincel, a fim de localizar a posição correta.

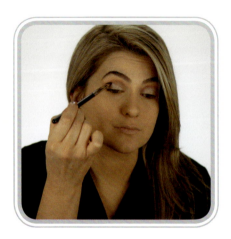

Esta é a marcação inicial.

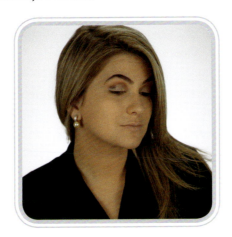

Agora, partindo desse ponto, faça uma marcação horizontal reta em direção à metade do olho, parando um pouquinho antes, exatamente entre a pálpebra móvel e o osso do olho (nem mais para cima, nem mais para baixo).

Volte para o ponto inicial e faça mais uma marcação, agora diagonal, em direção ao centro do olho, terminando bem na raiz dos cílios.

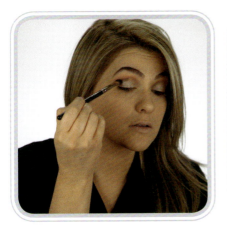 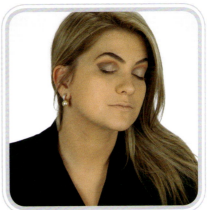

Para saber exatamente onde termina essa marcação diagonal, imagine que toda a extensão da raiz dos cílios superiores foi dividida em quatro partes iguais. Essa marcação deve atingir somente uma dessas partes: a mais de fora.

É importante que você saiba que o pincel servirá apenas para largar o pigmento da sombra no lugar certo. Esfume essa sombra com o dedo. Não esfume com o pincel, pois ele já estará pigmentado, o que tira a precisão da aplicação. Quanto mais você tentar esfumar a sombra com esse pincel, mais ela irá se alastrar por lugares indesejados. Duvida que com o dedo é melhor? Tenta, só hoje... eu garanto!

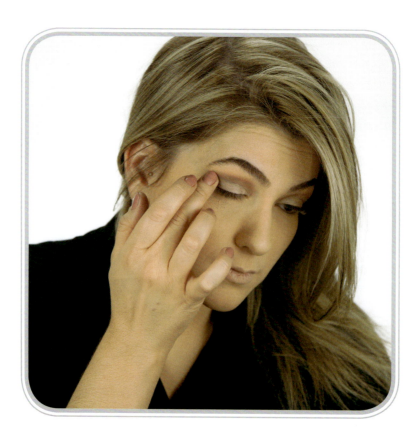

Depois de aprontar o cantinho, retire qualquer resíduo de sombra que possa ter caído sobre as suas bochechas. Mas faça isso de leve, pois, se você apertar a esponja, a sombra poderá pigmentar o seu rosto.

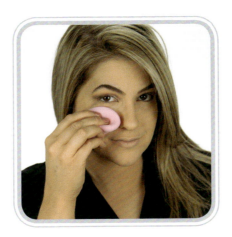

Após, aplique bastante rímel.

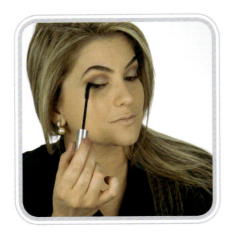

Bem na raiz dos cílios inferiores, aplique lápis para olhos preto. Faça um traço leve e esfume com o marrom. Depois aplique bastante rímel também nos cílios inferiores.

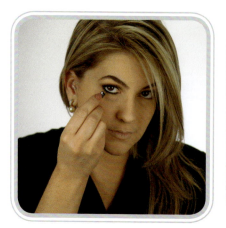
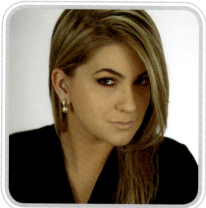

Curvex, bem na raiz dos cílios, é essencial para abrir o olhar!

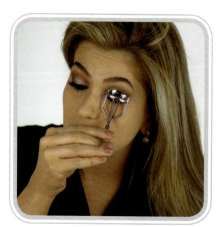
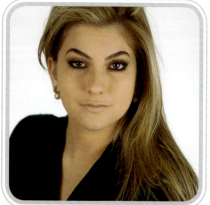

O *blush* vai logo abaixo das maçãs do rosto, e deve ter alguns tons mais escuros do que a sua pele. Na maquiagem clássica, um *blush* bem clarinho ou em tom de pêssego também cai bem.

Nos lábios, um batom rosado ou cor-de-boca fecha o *make* com classe.

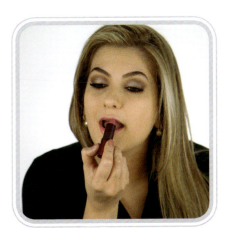

Você está pronta para...

➳ qualquer ocasião que exija requinte e uma certa discrição, como eventos de trabalho ou até mesmo um casamento matinal.

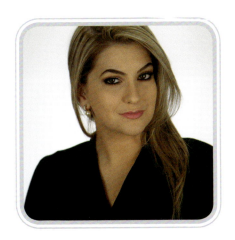

A mulher madura tem a sua classe

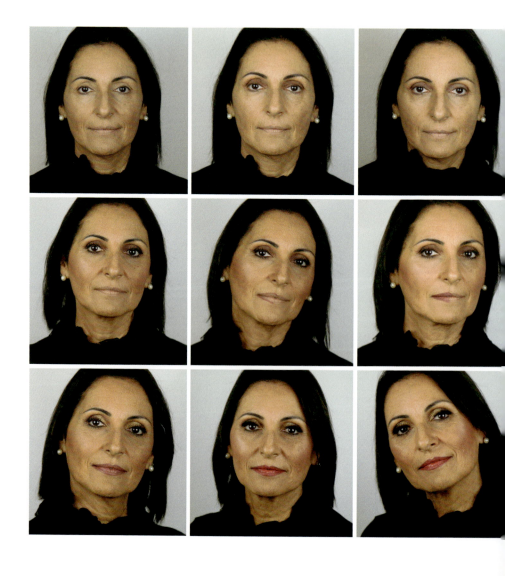

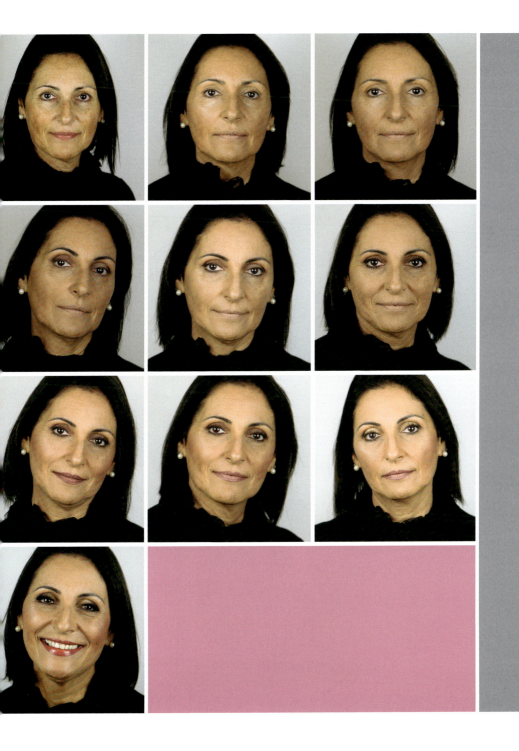

Existem regras básicas que a mulher madura deve respeitar na hora de fazer a sua maquiagem.

Muita quantidade de maquiagem, muito pó facial ou bases muito grossas ou compactas devem ser totalmente evitados. Há quem pense que linhas de expressão podem ser disfarçadas com maquiagem, mas, na realidade, acontece o contrário: as linhas já estão ali, tudo o que é colocado por cima vai aumentar o seu volume e, consequentemente, aparecer mais. Já as manchas, que causam ainda mais desconforto para a maioria das mulheres, são corrigidas pela maquiagem com grande sucesso.

Então, para começar, tenha em mãos uma base bem líquida, mas que tenha uma boa cobertura. Há bases que fazem *lifting* na pele. Se você tiver muitas linhas, tente comprar esse tipo de produto.

Aplique a base no rosto de maneira uniforme. Caso você não tenha olheiras muito fortes, não deve usar corretivo, pois esse tipo de produto tem a textura mais grossa e tende a acentuar as linhas (principalmente embaixo dos olhos, onde elas se concentram ainda mais). Se você escolher uma base que tenha uma boa cobertura, ela já se encarregará de esconder o que lhe incomoda. Mas, se as suas olheiras forem muito acentuadas, opte por corretivos cremosos ou que também façam *lifting* na pele.

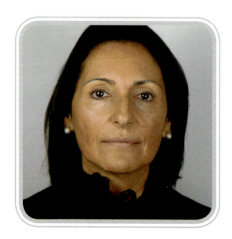

Após, aplique pó facial solto com pincel – apenas para tirar o brilho.

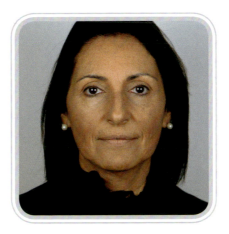

Limpe as sobrancelhas com cotonete e as corrija com lápis próprio para elas.

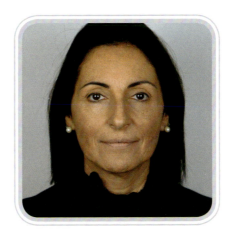

Pegue a sombra marrom e siga o mesmo processo das outras maquiagens: aplique-a sobre a pálpebra móvel e suba um pouco com ela.

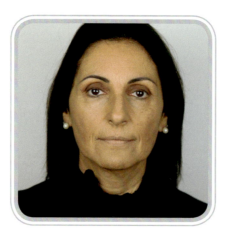

Atenção! Quanto mais caída for a sua pálpebra, mais amiga e parceira do marrom você deve ser! É sempre bom considerar que, quando se fala em maquiagem, escurecer = empurrar para dentro = ficar menos evidente.

Mas a minha amiga da foto não tem a pálpebra caída – tem os olhos até um pouco profundos. Por isso, passei – somente na sua pálpebra móvel – uma sombra mais clara, um bege, a fim de suavizar a maquiagem e clarear o *look*, já que ela é bronzeada e tem os cabelos bem escuros.

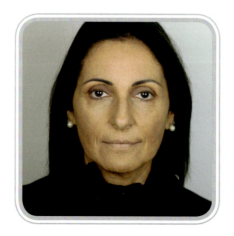

Da mesma forma que você acabou de aprender a fazer o cantinho (na maquiagem anterior) aplique a técnica novamente aqui, com uma sombra marrom-escura ou preta.

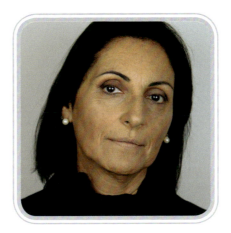

É preciso tomar muito cuidado ao delinear o olho de uma mulher madura. Se você não tiver muito espaço de pálpebra móvel (diferente da modelo, que tem), evite usar delineador. Além disso, as linhas podem deixar o delineado irregular, o que é totalmente indesejado.

Mas, se você é daquelas que não abre mão do delineador de jeito nenhum, passe lápis para olhos antes, em um traço extremamente fino, bem rente à raiz dos cílios. Esse vai servir como uma base para você aplicar o delineador por cima. Importante! Não abra mão daquele pincel especial e de um risco ultrafino.

Aplique o lápis preto na linha d'água e também na raiz dos cílios inferiores, esfumando o traço da raiz com o marrom.

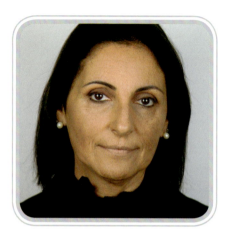

Após, passe muito rímel nos cílios superiores e inferiores e aplique o curvex.

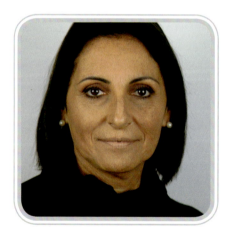

Logo abaixo das maçãs do rosto, um *blush* em um tom mais escuro do que o da sua própria pele entrega viço ao rosto.

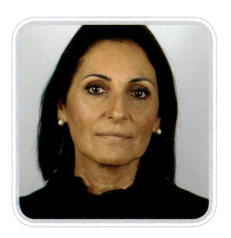

É possível aumentar os lábios de uma forma natural?

Sim! A técnica usada para aumentar os lábios, se bem aplicada, pode ser grande aliada das pessoas quem têm lábios finos. É possível torná-los mais volumosos e atraentes de uma forma bem sutil.

Mas cuidado!!! Qualquer falha ou exagero pode ser desastroso! Então, faça o seguinte: com um lápis cor-de-boca, faça um contorno ligeiramente por fora dos seus próprios lábios. Atente para esse LIGEIRAMENTE! É proibido exagerar. O contorno vai ficar exatamente acima do seu original.

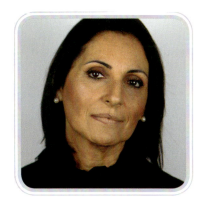

Depois, com o mesmo lápis, pinte os lábios, a fim de dar a ilusão de que seus lábios ocupam toda aquela área contornada.

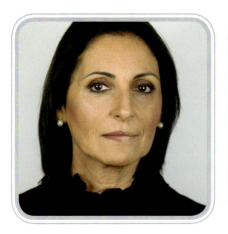 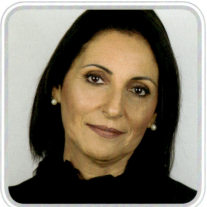

Para finalizar, aplique, com um pincel para lábios, um batom cor de boca sobre tudo o que foi feito.

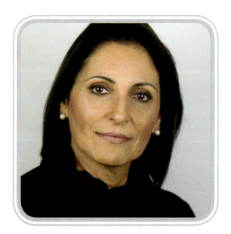

Dica: se desejar dar ainda mais volume, aplique um pouco de *gloss* (mas somente no centro dos lábios para não ter chance de escorrer).

Se desejar diminuir os lábios, faça exatamente o contrário do que fez para aumentar: aplique o contorno ligeiramente por dentro do seu contorno original. Os batons mais escuros causam a impressão de que os lábios são menores. Evite o *gloss*.

Importante!!! Mulheres maduras sempre devem usar contorno para lábios, a fim de evitar que o batom escorra entre os pequenos vincos que vão surgindo nos lábios com o passar do tempo.

Incrementos para ocasiões especiais

Para festas ou ocasiões que exigem uma maquiagem mais requintada, aplique uma sombra com brilho, tipo pigmento (sombra solta, com ou sem brilho), somente na pálpebra móvel (sobre um fixador de sombra). Mulheres maduras devem evitar sombras em *glitter*.

Para a modelo das fotos, escolhi uma dourada, pois combina bem com o seu tom de pele.

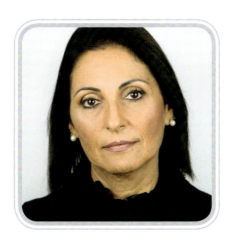

Reforce os cantos externos dos olhos com sombra preta e pincel de cerdinhas.

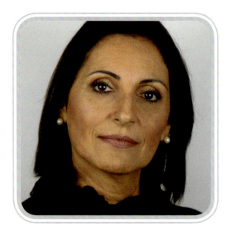

Para finalizar a maquiagem dos olhos, use cílios postiços (aprenda no capítulo 7 – Casamento). Nesse caso, apliquei cílios mais curtos, pois quis deixar o dourado da sua pálpebra móvel mais evidente. Mas você pode optar por cílios maiores, se desejar ficar com o olhar ainda mais chamativo ou mais escuro.

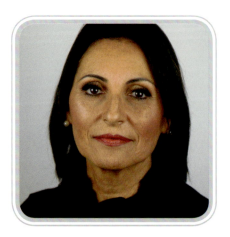

Depois de reforçar o batom...

Você está pronta para...
arrasar no seu evento noturno!!!

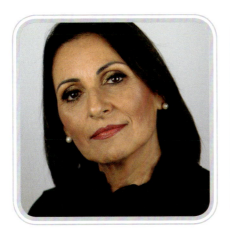 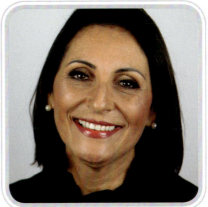

Atenção!!! Mulheres maduras sempre devem dar preferência a batons mais alegres e coloridos. Os batons nude não realçam tanto os lábios (que nessa idade geralmente merecem um pouco mais de volume), e os escuros acabam diminuindo-os.

Recadinho para a sua avó

As mulheres na melhor idade devem cortar alguns desses passos. Para elas, uma base bem líquida, uma pincelada de pó solto, um *blush* pêssego, rímel e um pouquinho de lápis para olhos já são o suficiente! Ah, e claro! Um batonzinho rosa antigo deve completar o *look*!

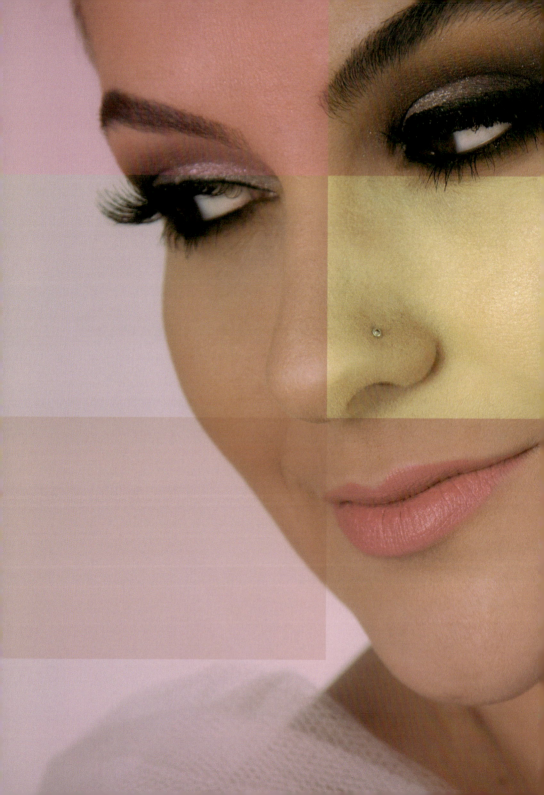

Capítulo
7

CASAMENTO

CASAMENTO

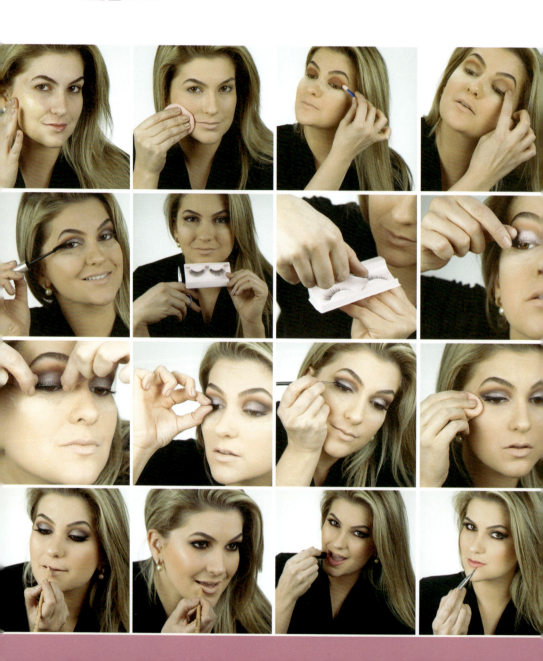

Se você vai casar, ou vai ser madrinha dos noivos, ou simplesmente foi convidada para um casamento, este capítulo vai lhe ajudar bastante. Fique atenta a estas sugestões e não erre na hora de escolher o *make*!

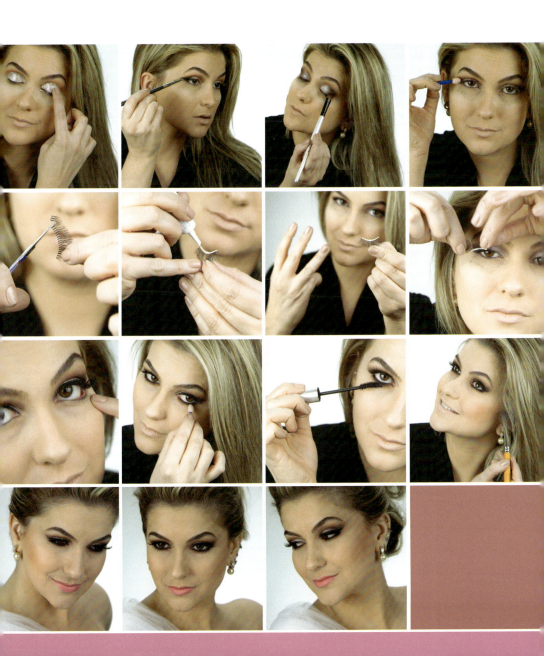

Lá vem a noiva!

Eu sei que esse é um dia muito especial, quando deverá estar passando mil preocupações na sua cabeça: "E se o noivo atrasar? E se ele se atrasar para sempre? E se eu cair quando estiver entrando na igreja? E se faltar comida e bebida na festa? "Ai, ai... São comuns essas e várias outras coisas atordoarem uma noiva nesse dia, justamente quando ela deveria estar extremamente relaxada. Mas, pelo menos, a qualidade da maquiagem tem que estar garantida!

Eu sei que é muito difícil a mulher se animar a fazer a sua própria maquiagem no dia do seu casamento. Mas eu faço questão de mostrar a minha concepção de uma maquiagem adequada para noiva. E acredito que, com bastante treino e produtos de qualidade, você será perfeitamente capaz de fazê-la, afinal, as diferenças entre uma maquiagem normal e uma de noiva nem são tantas assim...

Tá bom! Não está a fim de arriscar? Então, se você gostar da sugestão, leve este passo a passo para o seu maquiador dar uma olhada.

Como já falei, a maquiagem para noiva não tem tantas diferenças em relação a outros tipos de maquiagem. Aqui você irá encontrar vários dos passos que já fizemos em maquiagens anteriores. Mas é claro: algumas características desse *make* são bem típicas de quem vai subir ao altar.

A pele deve ser bem coberta (escolha a melhor base e o melhor pó possíveis para esse dia!). Quanto mais pó colocar sobre a base, mais bonitas ficarão suas fotos depois. A pele matificada é a que fica melhor nas imagens, pois não passa a impressão de que o rosto está suado ou oleoso.

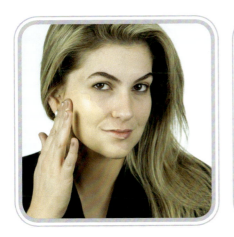 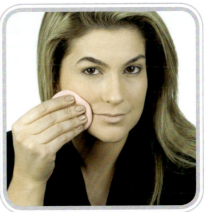

Atenção!!! Cuide para escolher os tons perfeitos de base e de pó. Devem ser os mais parecidos possíveis com o seu tom de pele! Caso contrário, as fotos podem lhe castigar... É bem comum vermos noivas errando feio no tom dos produtos, deixando só a cor do rosto mais clara ou mais escura – uma máscara, literalmente. Se não encontrar os produtos exatamente da sua cor, siga com a base e o pó pelo pescoço e colo (ou até onde for o seu decote). Evite ficar com vontade de rasgar seu álbum de fotos depois...

Aplique o marrom básico de sempre na pálpebra móvel e um pouquinho acima dela. Espalhe o fixador de sombras e uma sombra clara (pérola ou prata, de preferência com um certo brilho) em toda a pálpebra móvel.

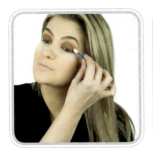 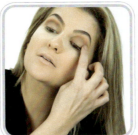 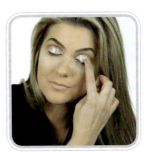

ALICE SALAZAR

Após, faça o cantinho externo em preto e aplique uma sombra cor-de-vinho para fazer o degradê entre o preto e o prata. Após, reforce e esfume aquela partezinha marrom que ficou aparecendo acima da pálpebra móvel.

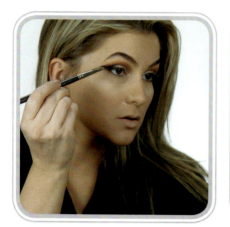
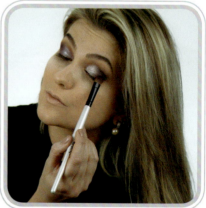
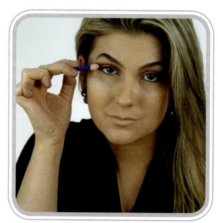

Aplique rímel! Mas, dessa vez, você não precisará se dedicar muito a ele, pois aplicaremos cílios postiços. Passe camadas suficientes para cobrir os resíduos de sombra que caíram nos seus cílios.

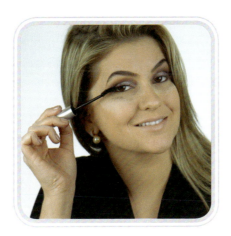

Aplicando cílios postiços!

Há algumas coisas importantes que você precisa saber em relação aos cílios postiços:

▬ sempre que você estiver em dúvida se deve colocá-los ou não, coloque-os. Eles sempre deixam o olhar mais bonito, pois os falsos têm os cantos externos bem compridos, tornando o olho mais puxado, mais "gateado". Os da gente, mesmo se forem longos, são maiores no centro do olho, o que não realça tanto o olhar;

▬ a cola e os cílios postiços escolhidos devem ser de extrema qualidade. Não tente usar qualquer produto, pois não vai dar certo. Evite os cílios que são de plástico e os que têm a base muito grossa. O ideal é que todos os fiozinhos sejam grudados em um fio mais fino ainda, que se adaptará perfeitamente à raiz dos seus próprios cílios;

▬ as primeiras vezes que você for aplicar os cílios vai ser uma tragédia! Mas não desista! Nesse caso, só o treino leva à perfeição! Lá pela quinta tentativa, os seus resultados irão melhorar...

➤ cílios postiços podem ser reaproveitados. Depois que retirá-los (para isso é só puxar os falsos, delicadamente, de fora pra dentro) deverá limpá-los com demaquilante e encaixá-los na sua própria caixinha, assim como eles vieram da primeira vez, a fim de que eles retomem o formato do olho.

➤ cílios em tufinhos também dão bom efeito, mas eles têm a base muito pequena: todos os fios do tufo são grudados em apenas um pontinho. E só esse pontinho será colado no seu olho, por isso há muitas chances de eles descolarem enquanto você estiver usando. Por esse motivo prefiro os inteiros.

Vamos tentar?

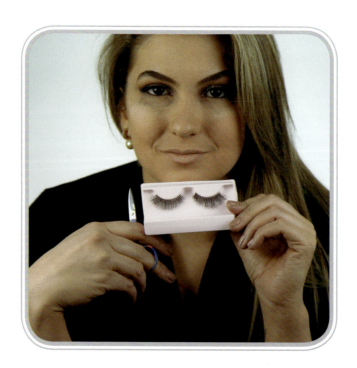

Com uma tesourinha, retire os cílios da caixa, puxando sempre do canto interno em direção ao externo (às vezes, na hora de puxar, a gente danifica a pontinha que foi puxada, e, como o canto interno sempre vai ser cortado, a parte danificada vai embora).

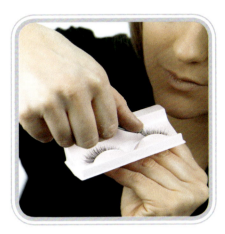

É preciso medir os cílios no seu olho. Comece medindo do canto externo para o interno. Coloque o canto externo exatamente sobre onde terminam os seus. Você verá que sobrarão vários fios falsos no canto interno. Corte-os de modo que fiquem aparecendo uns 3mm dos seus próprios fios.

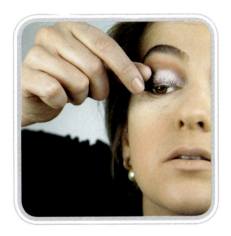

Conte quantos fios serão cortados, para não precisar medir duas vezes, pois a quantidade cortada é a mesma para os dois olhos.

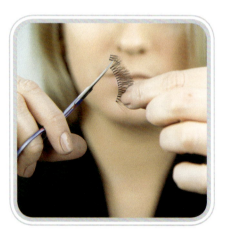

Passe a cola, sem muita economia, bem na raiz dos cílios, na parte que vai ser colada no seu olho. Aguarde cerca de três minutos (para a cola secar um pouquinho) antes de aplicá-los no olho.

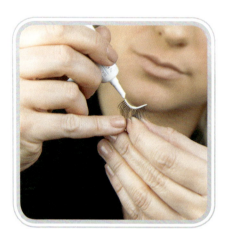
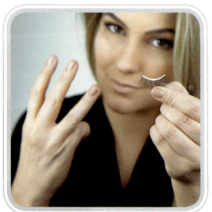

Agora pegue os cílios de forma que os seus dedos não tapem a sua visão...

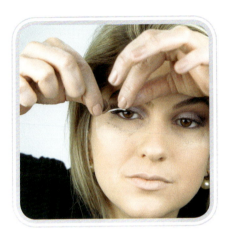

... e aplique bem na raiz dos seus cílios, cuidando para não ficar um espaço entre os seus e os falsos!

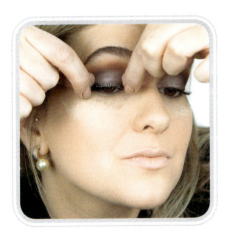

Em seguida, é sempre bom dar uma pressionadinha nos dois juntos, a fim de que os falsos e os verdadeiros fiquem bem unidos.

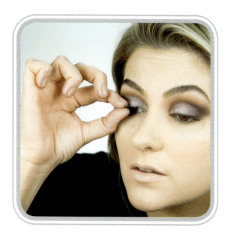

Abra bem os olhos, esticando um pouco a pele, para desgrudar pequenas partes que se colaram nos cílios inferiores, pois a cola sempre acaba encostando um pouquinho embaixo quando a gente pisca.

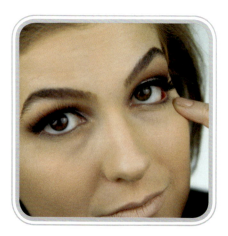

A cola, que no momento da aplicação é branca, torna-se transparente em alguns minutos. Não precisa passar rímel nos cílios postiços: eles já tem o *glamour* suficiente.

Continuando...

Aplique delineador à prova d'água!

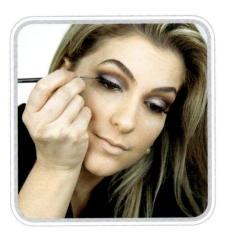

Remova, com a esponja, aquele excesso de pó que a gente costuma colocar para aparar toda a sujeira.

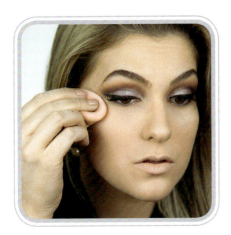

Aplique lápis para olhos preto, por dentro e por fora dos olhos, e esfume com sombra marrom a parte aplicada por fora.

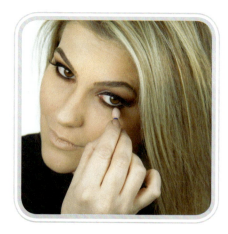

Aplique muito rímel nos cílios inferiores! É importante colocar uma camada de rímel à prova d'água sobre as camadas de rímel lavável (que não é à prova d'água). Vai que você desate a chorar, né?

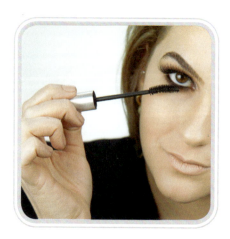

Faça uma marcação com pó bronzeador logo abaixo das maçãs do rosto e depois esfume. O *blush* para a noiva deve ser um pouco mais intenso, pois fica muito interessante nas fotos! Após, ilumine as regiões que deseja ressaltar (como as maçãs do rosto).

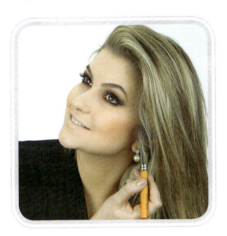

Nos lábios, opte por batons nem tão claros, nem tão escuros. Os cor-de-boca um pouco mais rosados são uma ótima opção para as noivas mais tradicionais. Para começar, contorne os lábios e, depois, preencha-os com o mesmo lápis, para aumentar a durabilidade do batom.

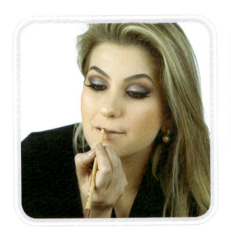
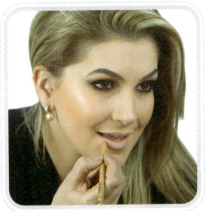

Agora passe o batom por cima do lápis e retoque com pincel para lábios.

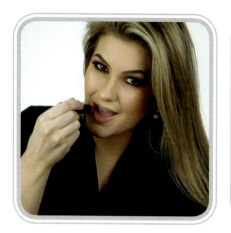 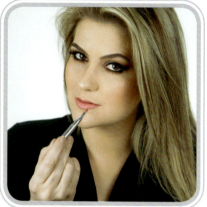

Você está pronta para...

prometer ser fiel, amar e respeitar, na alegria e na tristeza, na saúde e na doença, em todos os dias da sua vida... (ai, e agora, hein??? Será que vale a pena se maquiar toda para prometer tanta coisa??? Brincadeira... Casamentos são lindos!)

Deixe a sua "síndrome da poupação" de lado e aplique os produtos pra valer!
Caso contrário, as fotos nem mostrarão que você se maquiou no dia do seu casamento...

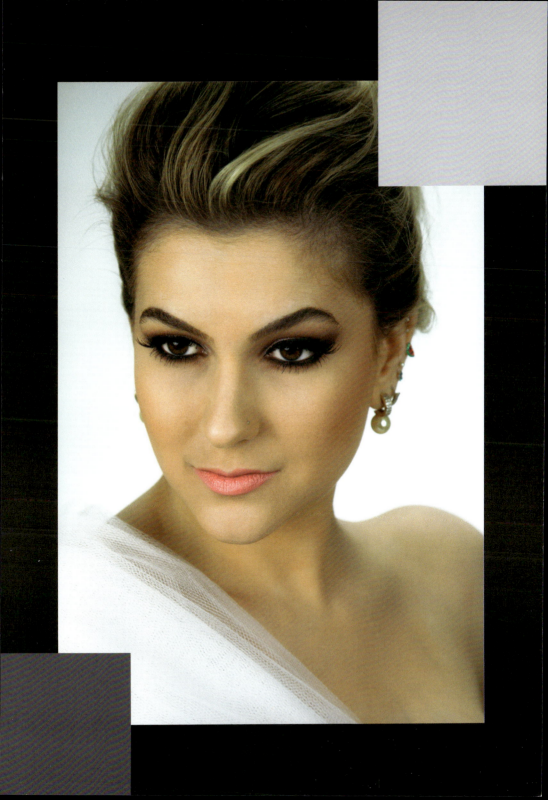

Maquiagem da Madrinha

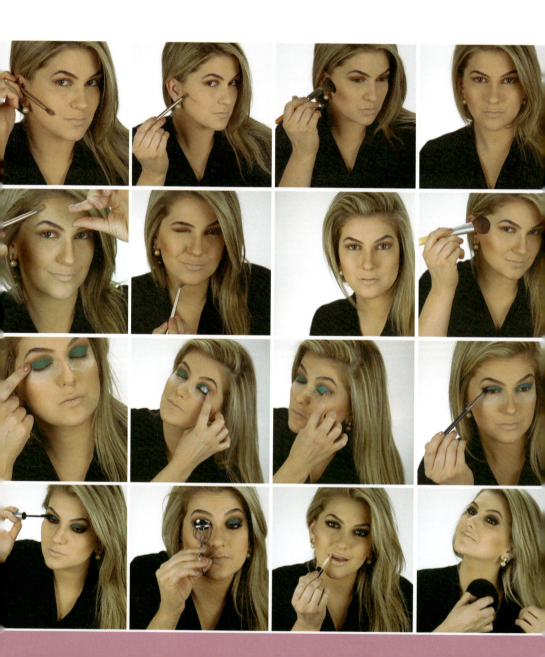

Bem, no momento em que se é convidada para madrinha de casamento, um turbilhão de coisas começa enlouquecer a mulher e, em menos de um minuto, o pensamento dela já vasculhou o seu roupeiro, o roupeiro da melhor amiga e a arara da loja que ela entrou dia desses só para dar uma olhadinha nas novidades.

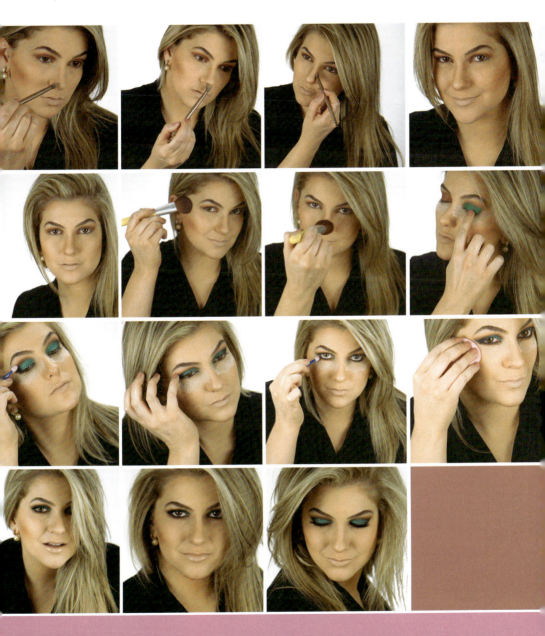

Depois de escolhido o vestido, é hora de pensar no *make*. Madrinhas podem optar por algo bem pomposo, já que estarão junto da noiva no altar, ajudando a ilustrar a cerimônia. Vou dar uma sugestão legal usando *glitter*. Mas é claro: opte pela cor que tiver mais a ver com o seu vestido!

Ilusão de ótica

Aqui também vou mostrar para você como perder alguns quilos, instantaneamente, só com maquiagem e como dar uma boa diminuída no nariz, queixo e testa. Afinal, você deverá estar tão seca, linda e magra quanto as outras madrinhas!

Para fazer esses efeitos, você poderá usar vários tipos de produtos, tais como: pó bronzeador sem brilho, pó facial ou base (mais escuros do que já passou em todo o rosto), ou sombra marrom (se usar essa tem que ser mega, ultraesfumada!).

Depois de aplicar a base e o pó, pegue um pincel um pouco mais fino do que o de *blush* (que você usará para todos os efeitos) e faça uma marcação logo abaixo da maçã do rosto, a uma distância de cerca de três dedos do nariz. Após, esfume a marcação com um pincel mais largo.

O produto escolhido para fazer os efeitos nesta maquiagem foi o pó bronzeador.

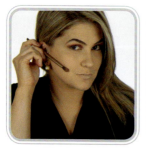 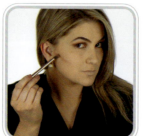 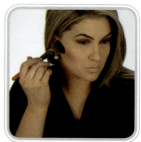

Quantos quilos de bochecha a menos? Hummm... mais ou menos uns três?

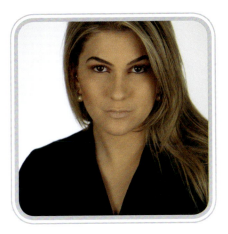

Para afinar o nariz, faça uma marcação vertical, que vai do canto interno da sobrancelha até a ponta dele. Esfume isso muito bem! Adeus, nariz de batata!

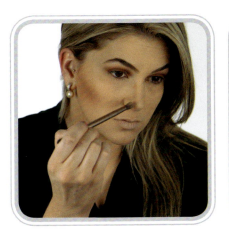
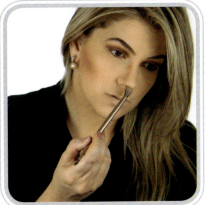

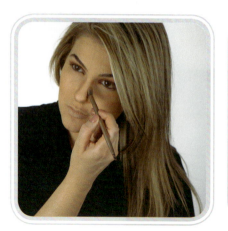 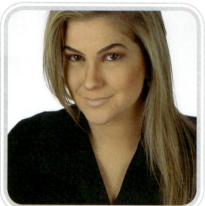

Testa grande? Escureça as zonas próximas à raiz dos cabelos. Se tiver o rosto muito quadrado, escureça as laterais. Se tiver o rosto mais redondo, esfume somente o meio.

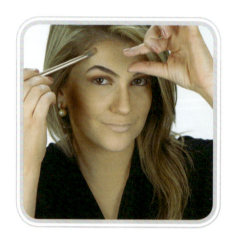

No queixo use a mesma tática: esfume bem a pontinha dele, seguindo para a papada! Pinte a papada de preto! Ops, exagerei... desculpe! Esfume bem a papada, com o mesmo pó bronzeador.

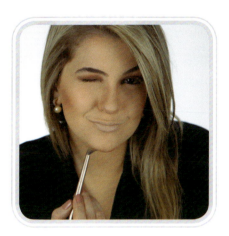

E aí? Melhor? A regra é simples: escureça o que lhe incomoda!

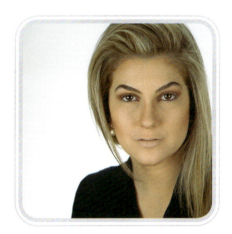

Agora ilumine as regiões que você quer aumentar! Dê uma pincelada em todo o centro do rosto, incluindo o nariz, e abuse do iluminador nas maçãs.

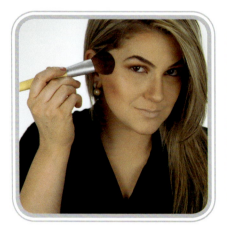 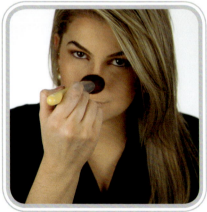

Pronto! Secou! Alguns quilos ficaram ali embaixo do pó bronzeador!

IMPORTANTE:
tudo o que a gente escurece é como se estivéssemos empurrando para dentro. Tudo o que a gente clareia é como se estivéssemos trazendo para fora. Mas é essencial que todos esses efeitos sejam absolutamente bem esfumados, as marcações devem estar bem diluídas, deixando apenas uma nuance entre os tons claros e escuros.

Voltando ao brilho

Depois que tiver disfarçado o necessário, aplique aquele pó solto logo abaixo dos olhos para aparar os resíduos de sombra. Sobre o nosso marronzinho de sempre, mas somente na pálpebra móvel, aplique fixador de sombras e, sobre ele, uma sombra compacta da cor escolhida.

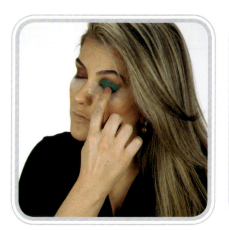 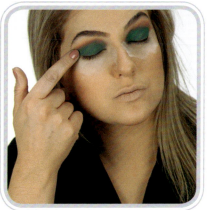

Sobre a sombra colorida que foi aplicada, coloque fixador para *glitter* em generosa quantia.

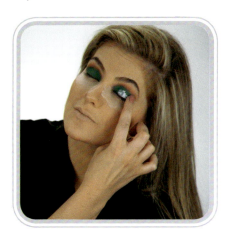

Importante! *Glitters* devem ser aplicados sempre com os dedos e devem ser pressionados, a fim de que grudem bem no fixador. Não é possível usar *glitter* sem um fixador apropriado para ele!
Coloque-o, então, sobre o fixador aplicado.

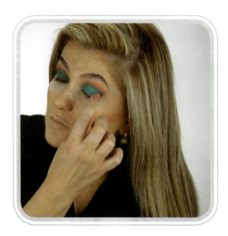

Com pincel de cerdinhas, aplique sombra preta nos cantos externos dos olhos e a esfume. Após, finalize a sombra com aquele marrom entre a pele e o colorido, esfumando-o bem.

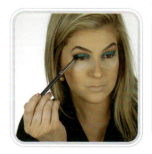 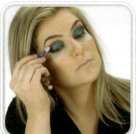 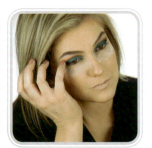

Aplique lápis para olhos preto esfumando com sombra marrom e retire aquele pó carregado de resíduos.

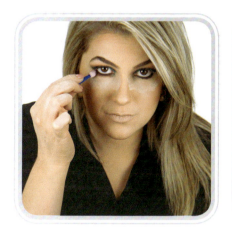
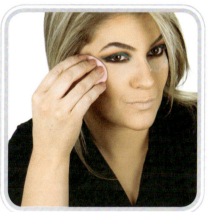

Rímel, rímel, rímel...

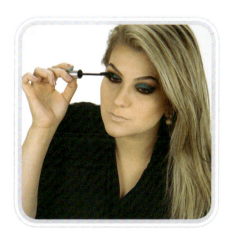

Depois que o rímel estiver seco, conclua com o curvex...

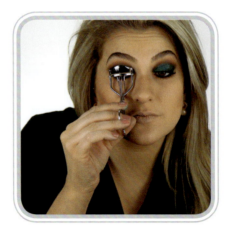

Um *gloss* nude não briga com a cor superviva que foi colocada nos olhos.

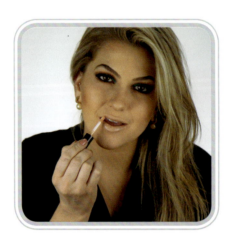

Já que a maquiagem puxou para um tom mais bronzeado, devido ao uso do pó bronzeador para fazer os efeitos de contraste, é importante dar uma continuidade no pescoço e no colo, a fim de deixar o resultado mais natural.

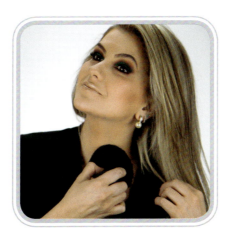

Dica! No colo, boas pinceladas de iluminadores com brilho, ou até mesmo sombra fininha na cor dourada dão ótimo efeito para a noite! Douram e iluminam a pele como se ela estivesse realmente bronzeada.

Você está pronta para...

➤ testemunhar o casamento da sua (ou seu) melhor amiga(o), arrasando no altar! Ou, também, para ocasiões de gala, que exijam bastante brilho e glamour!

Quer saber como combinar a sombra com a cor da roupa? Vai lá para o último capítulo. Mas depois volta aqui!

Maquiagem da convidada

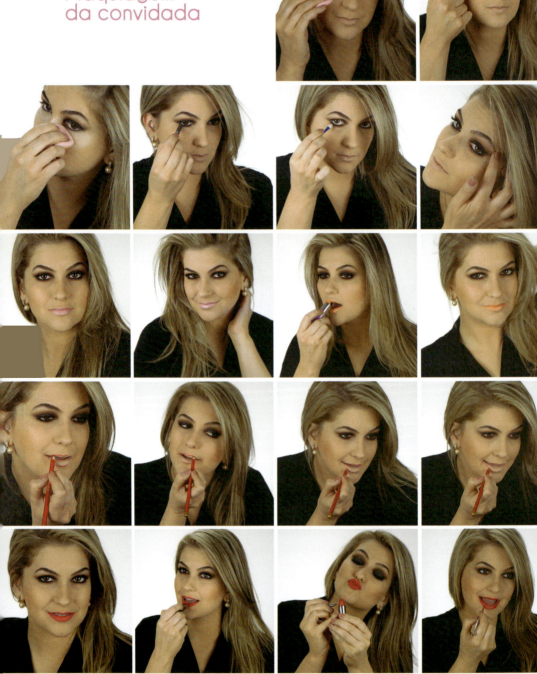

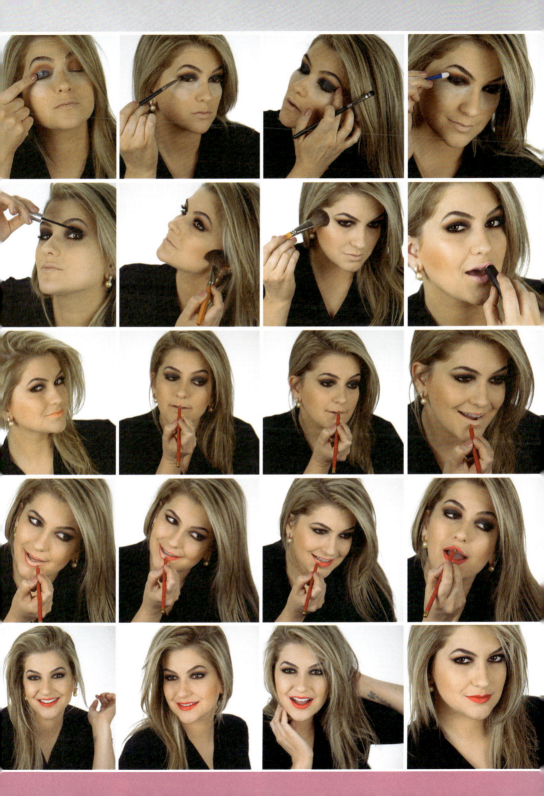

Ser convidada para uma cerimônia de casamento também exige um tempinho de dedicação na escolha do *look*. Então, é comum surgirem algumas dúvidas: "Será que posso ir de vestido longo? Não ficarei arrumada demais? Será que vou de longuete? Vestido curto? Será que posso usar calça social?"

Bem, eu sei que vocês ficaram loucas para saber todas essas respostas, mas o negócio aqui é escolher a melhor maquiagem para uma convidada de casamento.

Na realidade, não há um padrão de maquiagem para uma convidada. É importante que você esteja se sentindo bem, só isso. Pode até usar brilho, se você já está acostumada a usar maquiagem mais forte. Cores e brilhos não são exclusividades das madrinhas. Como convidada, sinta-se à vontade para usar o que quiser: vá do mais clássico ao mais ousado, respeitando a sua personalidade.

Dica! Evite respeitar a sua personalidade se você não gostar de maquiagem, ok? Ir a um casamento de cara lavada – ou quase lavada – é proibido!

Então, aqui está uma sugestão de uma maquiagem bem coringa, uma das mais pedidas sempre: o bendito olho preto! Ela vai bem em várias ocasiões.

Depois dos passos iniciais já prontos, aplique fixador de *glitter* e, em seguida, a sombra preta escolhida.

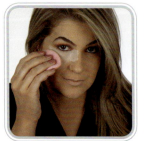 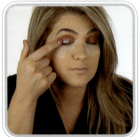 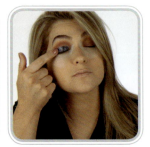

Dicas imprescindíveis para fazer olho preto

➤ Evite usar *glitter* preto puro; use sempre uma sombra preta em pó que contenha pequenos brilhos prateados ou dourados. É inevitável que alguns fragmentos de *glitter* caiam no rosto com o passar das horas. Quando o *glitter* é de uma cor qualquer, dá um reflexo prateado ou bem claro, mas, quando ele é preto, aparecem vários pontinho pretos no rosto que parecem sujeira.

➤ Ao aplicar sombra preta, jamais esqueça de colocar o "emplasto" de pó que apara a sombra abaixo dos olhos, pois o pigmento preto mancha a pele com muita facilidade!

Dê um acabamento com sombra compacta preta no canto externo. Após, retoque aquele mesmo marrom que ficou aparecendo em cima da sombra preta e esfume os dois, para que não consigamos definir onde termina o preto e onde começa o marrom.

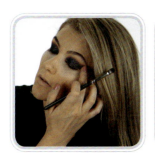 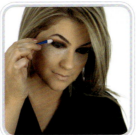 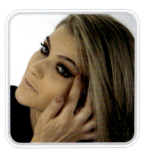

Passe a esponja, bem de leve, para retirar todo o resíduo da sombra preta sem manchar a pele.

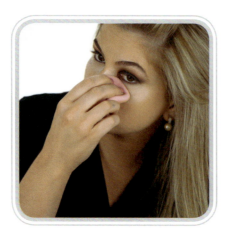

Os outros passos seguem a mesma fórmula dos demais *looks*: lápis preto esfumado, muito rímel nos cílios superiores e inferiores, *blush* e iluminador!!!

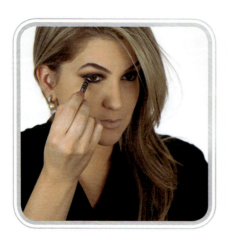
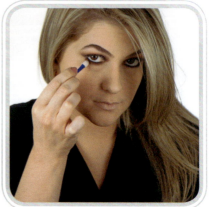

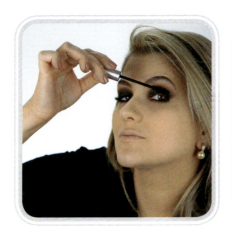
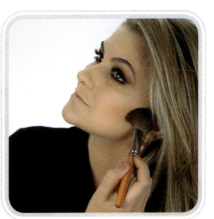
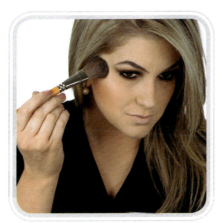

O olho preto permite que você escolha várias cores de batom! Faça suas misturas, abuse das cores, até do vermelho, se você for mais ousada, embora um olho preto com uma boca nude também tenha o seu valor...

Pode ser rosa, por exemplo (esse tipo de batom, como é bem claro, não exige contorno)...

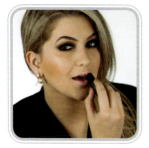
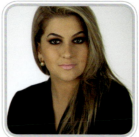
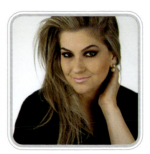

... ou laranja.

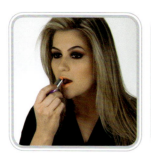
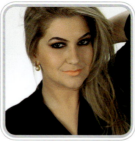
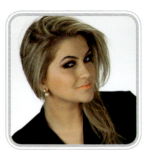

Falei em batons coloridos, mas ainda não ensinei a aplicar o vermelho, não é? Vamos lá?

Batom vermelho

Depois que os lábios já estiverem cobertos com base e com pó, você deve dar início ao contorno. Comece desenhando os biquinhos dos lábios. Se os seus forem redondos, respeite a forma! Se eles não forem muito definidos, é importante que você os defina nesse momento!

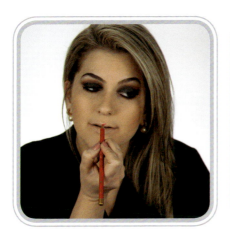 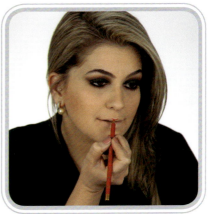

Nos lábios inferiores, comece contornando a parte do meio.

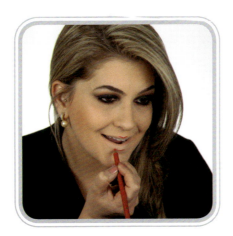

Temos, então, a origem de todos os traços.
Partindo do biquinho dos lábios superiores, complete as laterais.

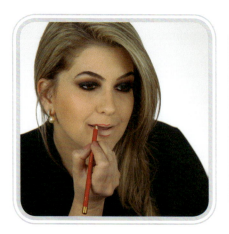
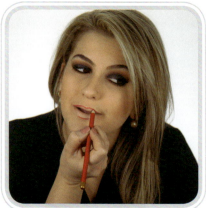

Nos lábios inferiores, faça da mesma forma: sempre partindo do traço do centro, complete os riscos laterais.

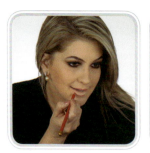
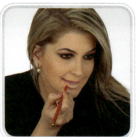
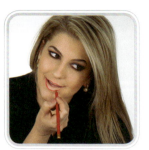

Após, preencha todo o espaço contornado com o mesmo lápis.

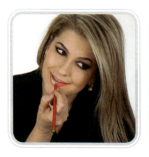
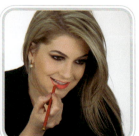
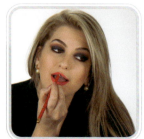

Se quiser uma boca bem mate, você pode, tranquilamente, parar nesta fase e ficar só com o lápis!

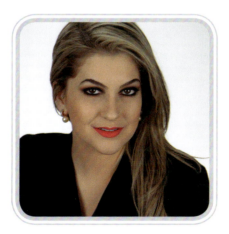

Se quiser mais brilho, aplique o batom sobre essa base feita com o lápis.

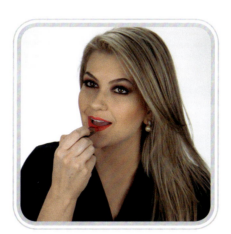

Para finalizar, refaça o contorno, agora com o pincel para lábios, a fim de corrigir possíveis imperfeições.

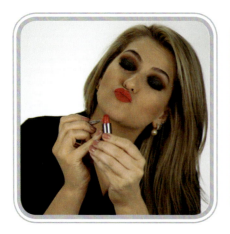 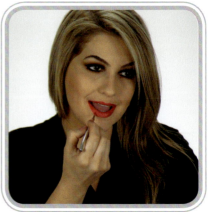

Se quiser dar ainda mais brilho e volume aos lábios, poderá aplicar um *gloss* vermelho, lembrando, sempre, que deverá ser aplicado somente no centro dos lábios para não escorrer!

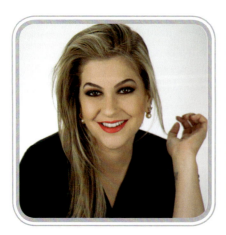 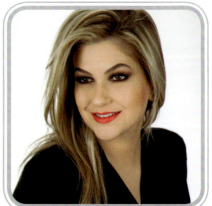

Dica! Cuide sempre do seu sorriso! Dentes sujos de batom acabam com todo e qualquer *glamour*!

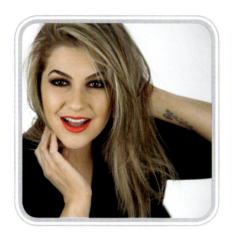 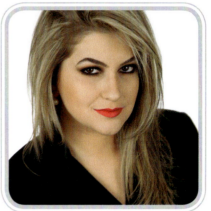

Você está pronta para...

➤ ir a um casamento, balada, jantar mais formal, eventos à noite em geral!

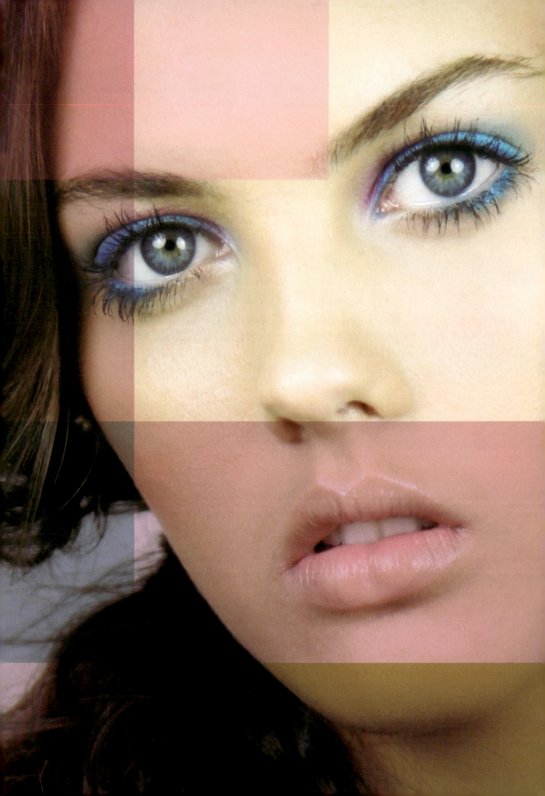

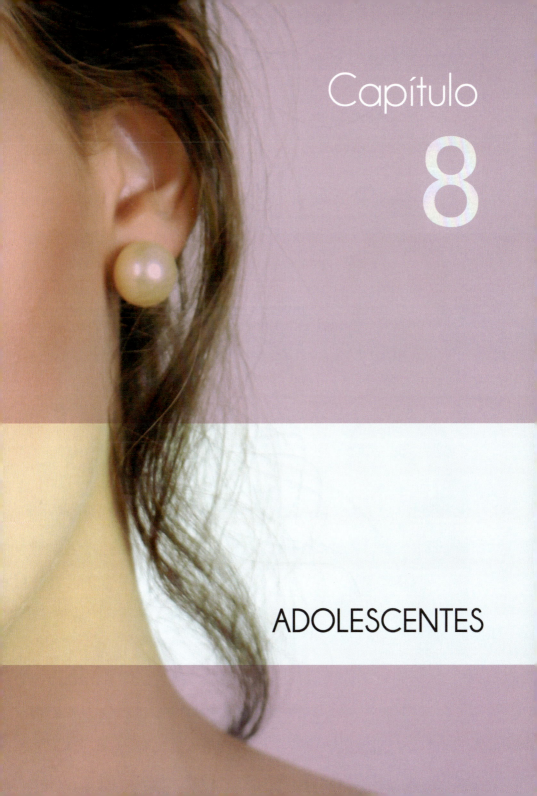

CAPÍTULO 8

ADOLESCENTES

ADOLESCENTES

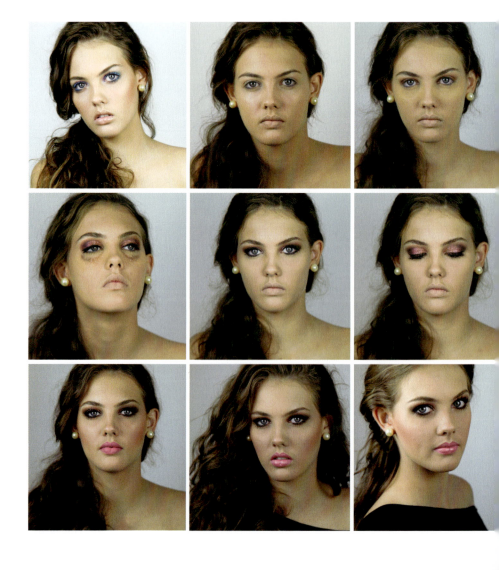

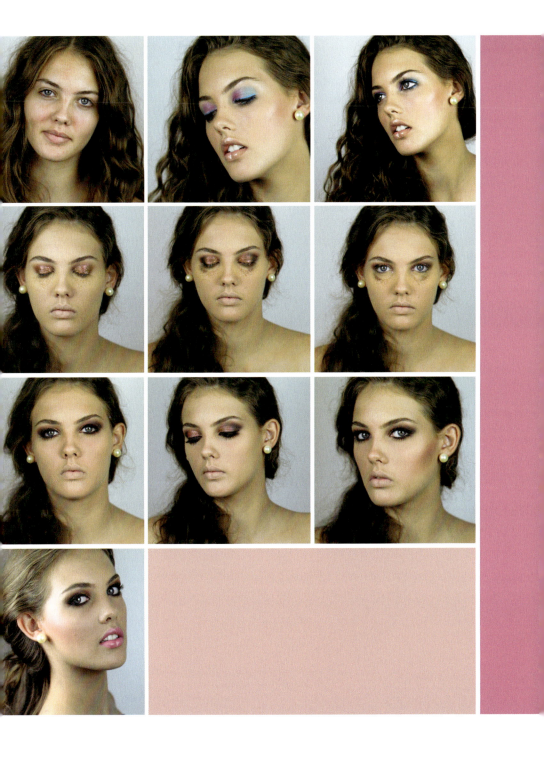

A maquiagem para adolescentes envolve uma certa contradição, pelo seguinte: quanto mais lisinha a pele estiver, mais perfeita, sem manchas e sem marcas de expressão, mais perfeita ela vai ficar com bastante maquiagem (bastante base e pó sobre uma pele sem imperfeições dá um efeito de pele de boneca)! Por outro lado, a gente pode considerar que uma pele sem imperfeições não precisa de tanta maquiagem...e é verdade mesmo! Tudo depende da ocasião: quer ir maquiada para a escola? Pouco produto já é suficiente... Vai passar o domingo no parque com as amigas? Evite o excesso. Mas, quando começar a ir para festinhas à noite ou no seu próprio baile de debutantes, a sua maquiagem precisará ser mais resistente e durável, então vai precisar colocar uma quantidade maior. E a sua pele permite.

Vale lembrar novamente! Pode pegar o livro agora e mostrar essa frase para a sua mãe: maquiagem não faz mal para a pele! Quer saber por quê? Mostra para ela a página 11.

Adolescentes, principalmente antes de começarem a sair para a balada, ou antes do seu baile de debutantes ou festa de 15 anos, devem fazer algo leve, mais colorido (para no dia da sua festa ter algo a mais para mostrar). Os olhos devem ser menos pesados, sem serem muito escuros nos cantos. É importante treinar muito nessa fase, fazendo maquiagens frescas, simples e alegres.

Antes

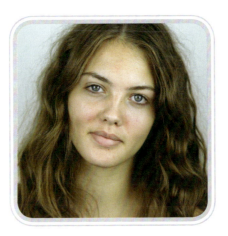

Depois

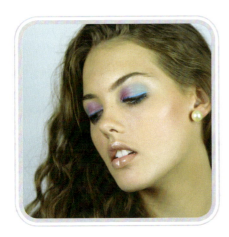
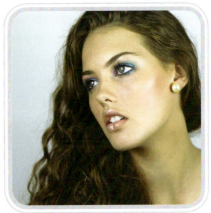

Se a pele não tiver muita acne, uma base líquida e ultrafina sob pinceladas de pó solto já são suficientes para o dia a dia, acompanhados de rímel, *blush* leve e *gloss*.

Maquiagem para debutantes (ou festa de 15 anos!)

O momento do baile de debut é aquele em que a sua família lhe apresenta para a sociedade. Nesse dia, você já vai mostrar as primeiras marcas da sua personalidade, estreando várias coisas: a maquiagem um pouquinho mais forte, cabelos com penteado diferente, sobrancelhas mais bem definidas. Esse é um passo importante, por isso a maquiagem deve ser muito bem feita!

Bem, a sua festa vai durar por muitas horas, então você precisa fazer uma maquiagem que acompanhe a festa toda e que lhe deixe com uma ótima aparência nas fotos. É importante, também, você usar sempre algo mais clássico (em todos os sentidos, esse conselho vale até para o vestido!), para que você possa olhar seu álbum dali a vinte anos e não se sentir o "bolo da festa" ou muito fora de moda...

Então, os passos iniciais da maquiagem para a debutante são os mesmos das outras maquiagens que já vimos até aqui (até a base pode ser mais cremosa, menos líquida, para aumentar a durabilidade!). Vale lembrar que, se você estiver com acne, deve escolher uma base de cobertura ainda mais intensa.

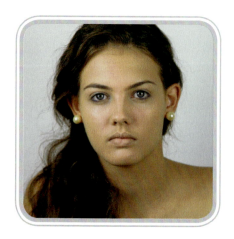

Pó compacto deixa a pele aveludada e evita que ela pareça oleosa nas fotos. Aplique por todo o rosto e coloque aquele "emplasto" de pó solto sob os olhos!

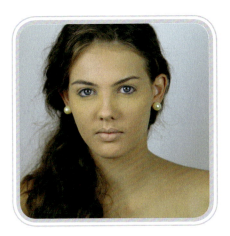

Depois de aplicar o marrom básico sobre a pálpebra móvel e um pouco acima dela, aplique fixador de sombras e, sobre ele, uma sombra brilhosa que seja do seu gosto. Como sugestão, escolhi uma dourada que tem um fundo rosado. Prefira sempre tons mais neutros e delicados.

Nos cantinhos externos, um marrom-escuro ou preto dão um toque especial, afinal, já está na hora de ousar um pouquinho mais! Para fazer a passagem suave entre o preto e a sombra brilhosa, apliquei leves pinceladas de sombra cor-de-vinho.

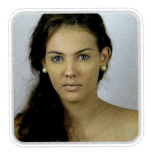 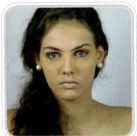 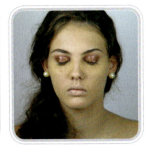

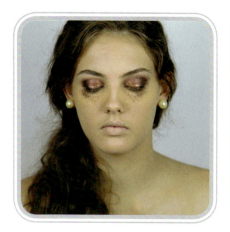 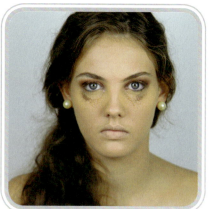

Após, aplique delineador bem fininho (este item é opcional!).

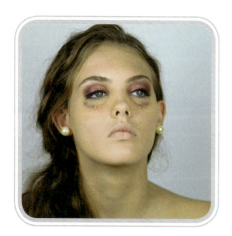

Limpe toda aquela sujeira que caiu na pele, aplique lápis preto ou marrom na linha d'água e um pouquinho por fora, e então esfume. Depois, exagere no rímel, tanto nos cílios superiores quanto nos inferiores!!!

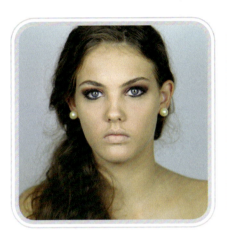
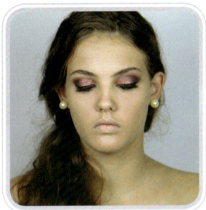
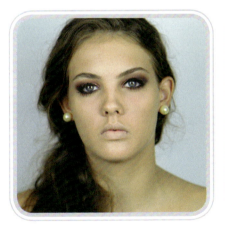
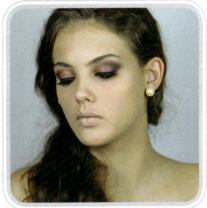

Adolescentes combinam com *blush* mais rosado ou pêssego. Aplique logo abaixo das maçãs do rosto.

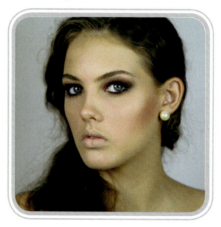

O batom deve ser alegre e claro. Evite tons muito escuros ou bocas totalmente sem cor. Nesse caso, fiz uma base com o lápis rosa por todo o lábio e apliquei o batom por cima.

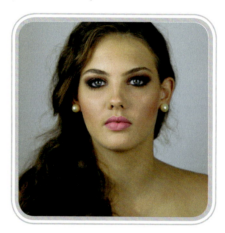

Você está pronta para...

 colocar o seu vestido tão sonhado e arrasar no seu baile de debutantes ou festa de 15 anos!!! Depois desse dia, comece a fazer novas combinações e arrase!!!

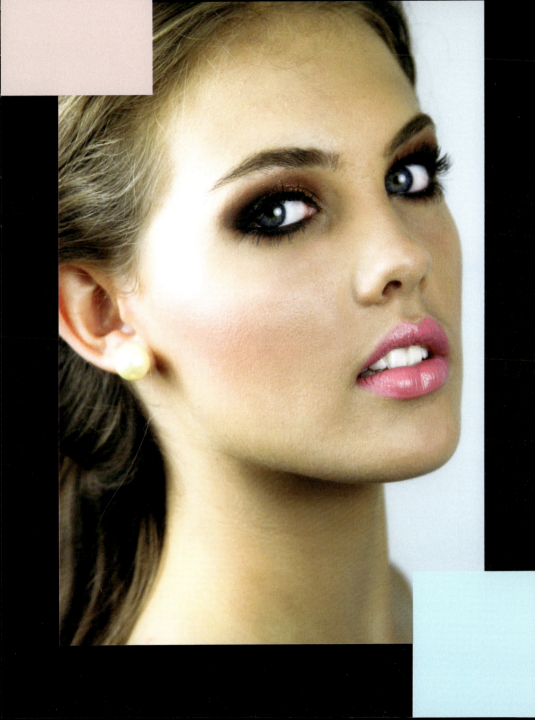

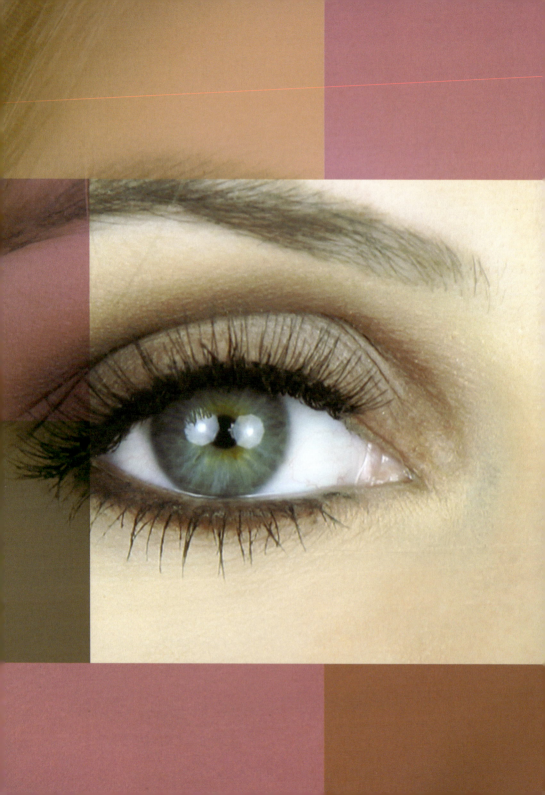

Capítulo

9

OLHOS

ENCONTRE O SEU TIPO DE OLHO AQUI!

Aqui você vai encontrar vários formatos de olhos e vai descobrir a melhor forma de realçá-los. Se o seu não for parecido com nenhum desses, pelo menos alguma coisinha em comum deve ter!

Nesse momento você vai ver que, com apenas seis produtos poderosos, conseguirá mudar uma pessoa, realçando o que ela tem de melhor e disfarçando o que a incomoda. São eles: sombra marrom, sombra preta, rímel, curvex, cílios postiços e lápis para olhos preto.

Vale lembrar que as correções que eu vou mostrar para você nem sempre são obrigatórias. Não há problema nenhum em você querer manter o seu formato. Você pode ter olhos caídos e não se importar, ter olhos grandes e não querer diminuí-los, ter olhos pequenos e não querer aumentá-los... tudo depende de como você se sente com o formato do seu olho. Mas é importante mostrar aqui as correções possíveis para quem se incomoda com determinadas características.

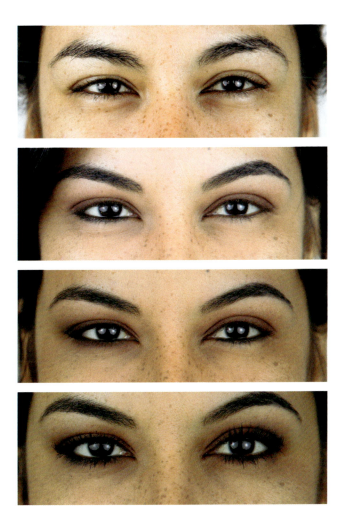

Neste primeiro exemplo, o olho tem **pouco espaço de pálpebra móvel**. No caso, é importante evitar o uso do delineador, pois ele cobriria praticamente toda essa pálpebra. O marrom deve subir bastante acima da pálpebra móvel a fim de tirar a impressão que o olho está inchado e que a parte logo abaixo das sobrancelhas é muito grande ou "gordinha". Muito rímel (inclusive nos cílios inferiores) e cílios postiços completam o efeito.

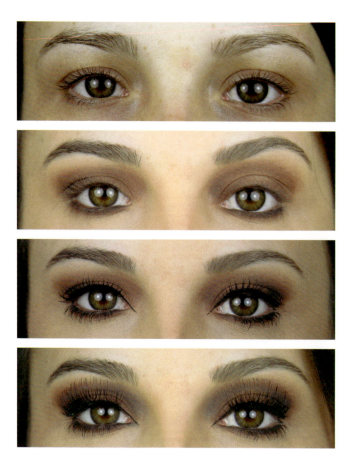

Aqui, os olhos são um pouco **afastados um do outro**. Se esse for o seu caso, é importante que você escureça bem, com o marrom, o canto interno das pálpebras. Dessa forma, é possível diminuir a distância entre os dois olhos, pois tudo o que está mais escuro passa a impressão de ser menor. Então, escurecendo a pele – que é clara e que está afastando os olhos – damos a ilusão de que ela é menor e, por consequência, diminuímos a impressão de distância. O delineador mais alongado no canto interno do olho também dá um ótimo efeito, pois faz parecer que o olho começa no mesmo lugar onde o delineador foi iniciado.

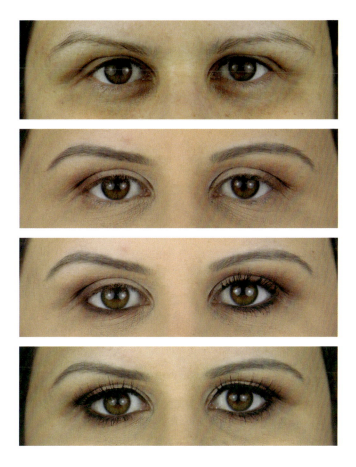

    Já neste caso, os olhos são um pouco mais **próximos um do outro**. Então, após fazer a base com o marrom, você deve clarear os cantos internos das pálpebras, a fim de aumentar esse espaço (fazendo exatamente o procedimento contrário ao que se faz quando os olhos são mais afastados). Aplicar delineador mais puxadinho no canto externo e usar cílios postiços com fios bem longos são truques infalíveis!

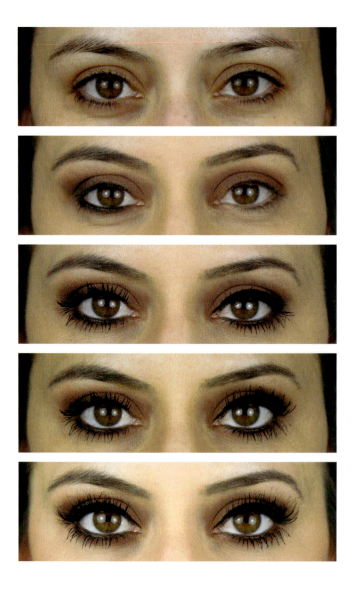

Olhos **amendoados** são olhos fáceis de maquiar. Têm bastante espaço para mostrar qualquer tipo de efeito, tanto na pálpebra móvel, quando na parte que fica logo abaixo das sobrancelhas. Esse formato de olho permite até um delineado mais grossinho, mas também fica bem sem ele. No caso da modelo, os cílios são enormes, mas muito retos. Depois de bastante rímel, a aplicação do curvex é essencial, senão os cílios quase nem aparecem quando olhamos a modelo bem de frente. Uma pequena faixa de cílios postiços nos cantos externos favorece ainda mais os olhos amendoados.

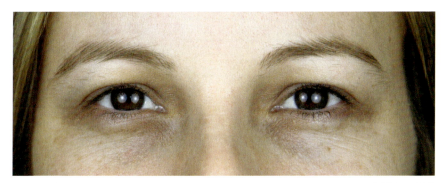

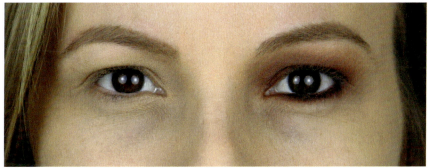

O seu olho é **pequeno**? Há maneiras muito fáceis de resolver isso. Colocar lápis branco ou bege na linha d'água para aumentar o olho é mito. Quando as pessoas maquiam essa linha de branco ou bege, estão querendo dar a impressão de que aquilo é a continuação da parte branca do olho (esclerótica). Entretanto, fica muito visível e óbvio que se trata de pintura, e não de uma parte do olho.

Existem outras técnicas mais eficazes. Para aumentar o olho, você deve fazer o seguinte: o marrom que serve de base deve subir bas-

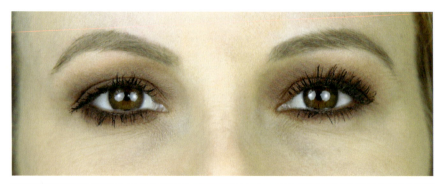

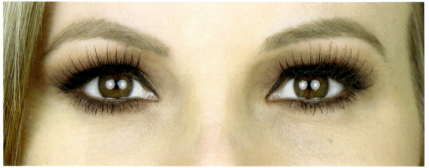

tante acima da pálpebra móvel (quanto mais subir, maior o olho vai ficar, mas deixe um espaço entre ele e as sobrancelhas!). Na parte inferior dos olhos, depois de aplicar o lápis preto por dentro, faça um risco por fora, não muito fino, de maneira que as duas linhas se encontrem. Depois passe a sombra marrom sobre essa faixa de lápis que foi aplicada por fora, a fim de esfumar o risco e aumentar ainda mais o olho. Muito rímel, principalmente nos cílios inferiores, é essencial. O curvex abre ainda mais o olhar e os cílios postiços dão volume. O delineador não aumenta a altura do olho, mas aumenta bastante a largura (quanto mais puxado para a lateral, mais largo o olho fica).

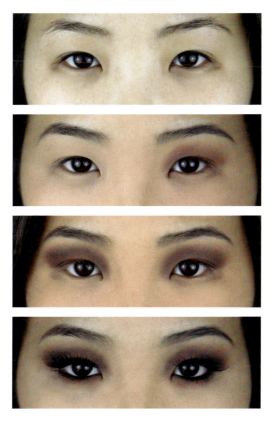

Olhos **orientais** são os tipos mais favorecidos pela maquiagem escura – marrom, preta ou cinza. O marrom deve subir bastante para dar a profundidade necessária a esse formato, que ainda deve ser reforçado com o preto a fim de criar o côncavo inexistente. Para saber o lugar correto em que começa esta marcação, force bem o pincel sobre a pálpebra para descobrir onde fica o ossinho do olho. Logo abaixo dele, passe uma linha de sombra preta, para dar a impressão de um côncavo. Também, nesse formato de olhos, dê bastante importância à parte inferior: cílios muito bem pintados, lápis preto e sombra marrom são imprescindíveis. Cílios postiços são extremamente importantes, já que os orientais geralmente têm cílios curtos, lisos e muito retos. Evite usar delineador, pois não há espaço de pálpebra móvel suficiente onde ele possa ser aplicado.

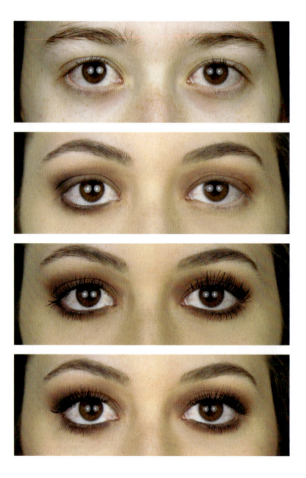

Olhos **abertos e salientes** não exigem tanta correção, mas podem ganhar grande realce. É bem importante pintar a linha d'água com o lápis preto, para fechar um pouco a abertura do olho. Mas é preciso fazer aquele esfumado com lápis preto e sombra marrom na raiz inferior dos cílios para dar acabamento. Como há bastante espaço entre os olhos e as sobrancelhas, esse formato permite que a sombra marrom suba bastante. Escurecer os cantos externos também dá acabamento e eleva o olhar. O curvex salienta os cílios, e os postiços dão um toque mais delicado e chamativo ao mesmo tempo.

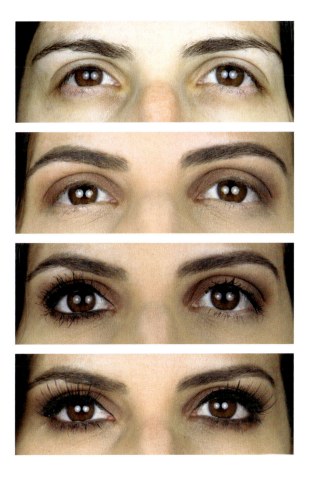

Olhos **caídos** pedem algumas correções pontuais. Depois que passar o marrom, é importante aplicar a sombra preta para levantar os cantos externos. Deve-se cuidar para que o ponto inicial do "cantinho" esfumado não seja marcado além do final dos cílios. Quanto mais para fora do canto externo você marcar, mais caído o olho ficará.

O uso do delineador nesse caso é bem importante. Deve começar ultrafino e engrossar bastante na parte mais caída do olho. Curvex abre as pálpebras e ao mesmo tempo eleva o canto externo. Os cílios postiços devem ser maiores no canto externo, para dar mais volume onde o olho precisa.

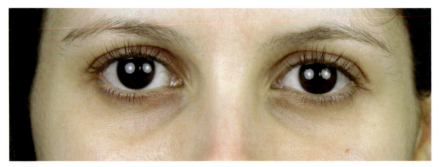

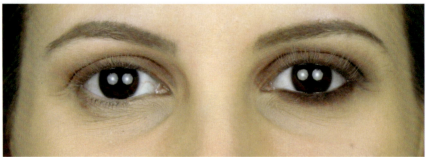

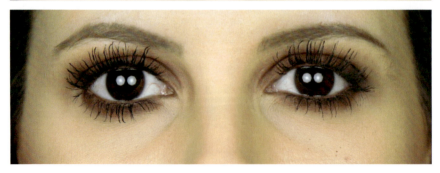

Neste formato, podemos observar que há **pouco espaço entre os olhos e as sobrancelhas**. No caso, não suba muito o marrom, pois ele não pode encostar nas sobrancelhas. Acima da pálpebra móvel, suba apenas cerca de 3mm. Evite passar delineador, pois ele irá ocupar toda a sua pálpebra móvel, o que é indesejável, principalmente se você estiver usando uma sombra colorida.

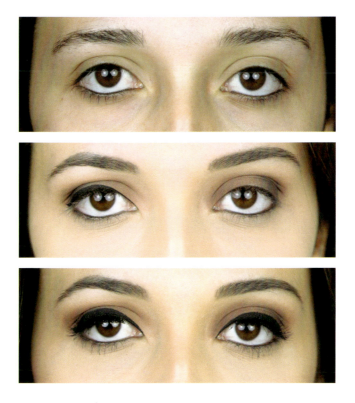

Ter olhos **grandes** é o desejo de quem tem olhos pequenos. Mas quem tem olhos grandes sempre quer diminuir! Dá para entender? Então, corremos para as alternativas! Passe o lápis preto somente por dentro do olho, e não faça a linha por fora (a que fica coberta pela sombra marrom). Os cílios inferiores devem ser pintados para dar acabamento à maquiagem e tirar os resíduos de pó ou sombra. Mas não se dedique muito a eles se tiver esse tipo de olho; dê apenas uma sujadinha de rímel, pois você já sabe: se bem pintados, os cílios inferiores são grandes responsáveis pelo aumento dos olhos.

O delineador dá uma disfarçada no grande espaço de pálpebra móvel, reduzindo a área em destaque (mais clara). Evite o curvex, pois ele abre ainda mais o olhar.

As mulheres que possuem **pálpebras caídas** dificilmente sabem até onde devem ir com a sombra. Devo ressaltar que o marrom, para esse formato de olho, é essencial, pois dá profundidade e deixa a impressão de que a pele indesejada que cai sobre o olho diminuiu. Pinte toda a sua pálpebra móvel com o marrom e suba bastante com ele, até cobrir toda e pele que está caída. Deixe pouco espaço entre o marrom e as sobrancelhas. Curvex é essencial, pois ao virar os cílios que foram pressionados bem na raiz, a própria pálpebra superior dá uma viradinha junto, e isso é o que dá a grande abertura ao olhar. Evite delineador! Se precisar arrematar os cílios postiços, escureça a própria raiz dos cílios com sombra preta, mas evite – MESMO – o delineador. Este vai cobrir totalmente a sua pálpebra móvel e ainda vai borrar, pois a pele que está caída encostará nele o tempo todo.

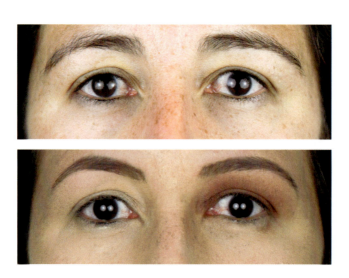

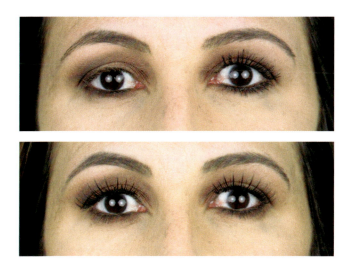

Se você tem **olhos profundos** e não gosta, comece a dar valor a eles. Esses são os únicos formatos que já têm, naturalmente, a função que o marrom exerceu em todos os outros formatos. Esse tipo de olho fica bem com qualquer tipo de sombra, até com a preta, se aplicada da forma correta, embora seja muito favorecido pelas cores mais claras.

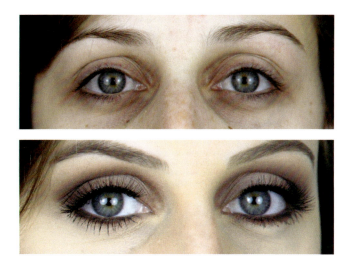

Uma pausa para falarmos sobre olheiras!!!!

As olheiras são um dos maiores pontos de reclamação das mulheres. Tem gente que acha que nunca vai conseguir cobrir aquele escurão que fica abaixo dos olhos. Tem gente que já tentou de tudo, comprou diversos produtos e ainda não conseguiu tapar as malditas. Mas eu lhe afirmo: qualquer olheira, por mais escura que possa ser, pode ser disfarçada com o uso do corretivo apropriado!!!

Dica! Antes de começarmos a falar nos corretivos, é importante você saber que todo o produto em bastão ou compacto tende a acentuar ainda mais as linhas de expressão. Por isso, opte por corretivos cremosos. Ainda mais na região dos olhos, onde a gente tem aqueles "pés de galinha" insuportáveis... temos que deixá-los o menos evidentes possível!!!

É comum encontrarmos nas pessoas que têm olheiras uma pigmentação roxa, escura, que circunda todo o olho. Para isso, é essencial utilizarmos um corretivo amarelo!

Por que o corretivo amarelo funciona tanto???

A camuflagem da olheira se dá pelo seguinte motivo: a mistura das três cores primárias, em diferentes quantidades, resulta em marrom.

Para quem não lembra, as cores primárias são:

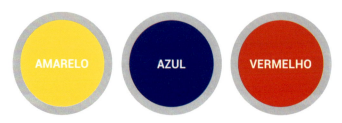

O tom da nossa pele é sempre algum tom de marrom. Quando a pele é negra o marrom já está ali. Quando a pele é branca, há muito amarelo nessa mistura das três cores primárias, o que resulta em uma cor mais clara: um bege, que pode ser mais amarelado (se contiver muito amarelo) ou mais rosado (se contiver muito vermelho).

Recapitulando:

Primárias:

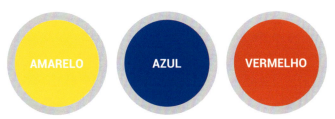

A mistura delas resulta em:

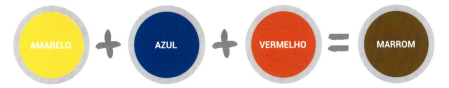

A olheira, geralmente, é roxa. O roxo é composto de:

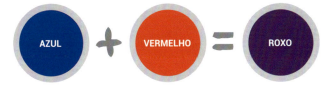

Então, já temos o roxo da olheira. Qual cor que, colocada sobre esse roxo, transforma essa mistura em marrom, ou seja, na cor da nossa pele?

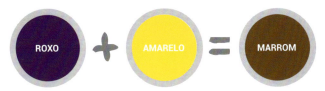

O AMARELO!

E é fazendo essa associação entre as cores que você vai descobrir qual a função de cada corretivo colorido que há por aí, e que você, de repente, não sabia para que servia. Sempre que estiver em dúvida, faça essa combinação e não erre jamais!!!

Vamos a mais alguns exemplos:

Corretivo verde: servirá para cobrir manchinhas vermelhas, como espinhas ou qualquer pequeno ferimento. Por quê?

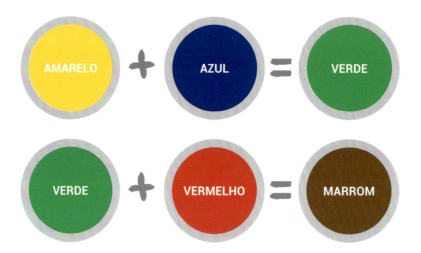

Corretivo laranja: servirá para cobrir partes azuladas, como vasinhos sanguíneos. Para a pele negra, são os corretivos ideais, pois ela contém muito azul na mistura das três cores primárias.

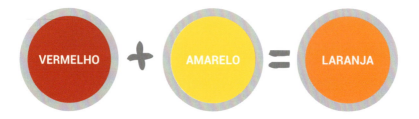

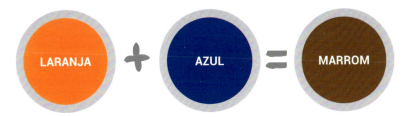

Corretivo roxo: servirá para manchinhas amareladas, como hematomas que já estão amarelando, por exemplo. Por quê?

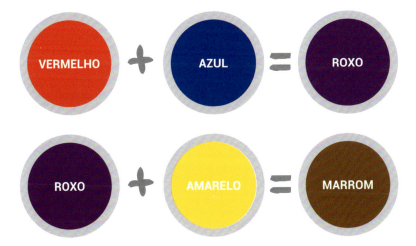

É muito importante lembrar que, se você for utilizar qualquer corretivo colorido, ele deverá ser aplicado ANTES da base, pois deverá ser absolutamente coberto por ela.

Se você for usar um corretivo cor de pele, opte pelo mesmo tom da sua pele. Se tiver dificuldades em encontrar, escolha um ligeiramente mais escuro, nunca mais claro. Não é possível cobrir uma mancha escura com uma cor mais clara do que ela. Pense em uma parede pintada de preto. Você acha que se passarmos somente uma camada de tinta branca será possível cobrir totalmente o preto? Não, né? Acaba ficando cinza. E assim acontece com quem coloca um corretivo claro sobre uma olheira bem escura: fica com aquela região acinzentada ou "roxinha-clara". É importante lembrar também que, se optar pelo corretivo cor de pele, ele deverá ser aplicado DEPOIS da base, e que ele cobrirá a sua olheira somente pela sobreposição de produto.

Há também uma dúvida muito recorrente entre as mulheres: "Será que posso usar sombra marrom ou preta, já que tenho muitas olheiras?" Certo que sim!!! Depois que a gente corrige a olheira, qualquer sombra é bem-vinda. Até aquele lápis passado por dentro e "um pouquinho por fora" do olho pode ser usado, pois a olheira está zerada!!! Divirta-se!!!

No caso da modelo: ela tem muitas olheiras, tanto que a pálpebra superior dela também é pigmentada. Então, coloquei uma boa quantidade de corretivo cremoso amarelo sobre as regiões que são escuras. Abuse do corretivo. Se colocar pouquinho, você acaba colocando corretivo suficiente para ficar com as linhas destacadas (embora o corretivo cremoso saliente menos as linhas de expressão, por ser um produto muito espesso, ele sempre acaba acentuando um pouquinho os sinais mais profundos!) e insuficiente para cobrir totalmente as olheiras. Cria-se, então, dois problemas: linhas mais evidentes e olheira roxinha-clara. Ao menos, um desses dois a gente precisa resolver 100%. E é aplicando corretivo COM VONTADE que a gente acaba conseguindo essa proeza!

Obs.: se você tiver muita, mas muita flacidez sob os olhos, misture ao corretivo um pouquinho de creme hidratante. Isso deverá diluir o produto, a fim de deixá-lo menos espesso, com uma textura mais leve.

Sobre o corretivo aplicado em BATIDINHAS (por favor, não esfregue o corretivo, pois ele perderá todo o seu efeito!!!), aplique a base, também em BATIDINHAS, para não remover o corretivo aplicado embaixo. Deixe secar o corretivo para passar a base por cima, senão eles podem se diluir um no outro. Aplique base até cobrir esse amarelão que o corretivo deixou! Deixe secar a base e aplique o pó.

Como os olhos profundos ficam bem com qualquer cor ou tipo de sombra, seguimos com o nosso aliado marrom. Aplique em toda a pálpebra móvel e suba com ela, ultrapassando o ossinho do seu olho. Como olhos profundos ficam muito bem, também, com sombra mais clara, você pode aplicar essa somente na sua pálpebra móvel – isso projeta o olhar e a profundidade será amenizada. Muito rímel e lápis para olhos completam a harmonia dos olhos profundos!

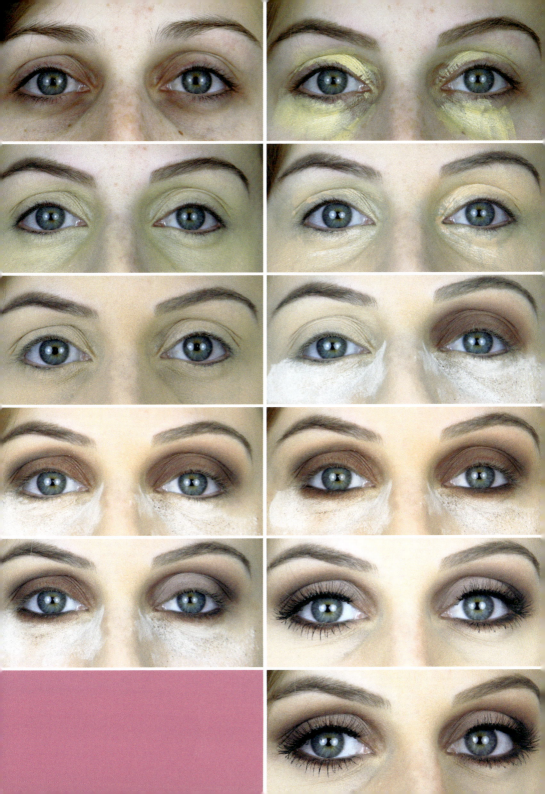

Sobrancelhas!!!!!!

Para a maquiagem ficar impecável, as sobrancelhas também devem estar perfeitas! Se mal tiradas, causam um desconforto a quem olha (e não dá para definir o que está incomodando naquele rosto)... Se estiverem em ordem, chamam a atenção e harmonizam o rosto. Para isso, chamei a minha mãe, que é especialista no assunto, para desenhar as sobrancelhas de todas as modelos que mostrei anteriormente – as que emprestaram seus ricos olhos para a gente poder conversar sobre eles! Não prestou a atenção nas sobrancelhas delas? Volta lá! Eu espero!

Viu?

Bem, existem muitos mitos que envolvem a forma certa de tirar as sobrancelhas. Você já parou para pensar que nunca disse a uma amiga qualquer: "Fulana, por favor, dê uma cortada nos meus cabelos?!". E por que com as sobrancelhas as pessoas agem de forma tão diferente? Duvido que você nunca tenha pedido a alguém, que não tem a menor informação, dom, ou instrução para isso, que lhe tirasse somente os excessos... Nunca pediu??? Parece que ao dizer "tire somente os excessos!", nasce, instantaneamente, na sua amiga, mãe (que não trabalha com isso), prima, ou seja lá quem for, a pessoa mais capacitada possível no assunto, e essa vai lhe deixar com sobrancelhas perfeitas!

Não é assim que funciona. Para tudo existe um profissional indicado e especializado. Para tirar sobrancelhas é preciso ter grande conhecimento, experiência e paciência (tanto de quem tira, quanto de quem tem que deixar crescer os fios certos que foram, um dia, tirados de forma errada).

Fiz um desenho para mostrar as medidas certas que as sobrancelhas devem ter, assim fica mais fácil para você visualizar e descobrir se as suas estão em ordem.

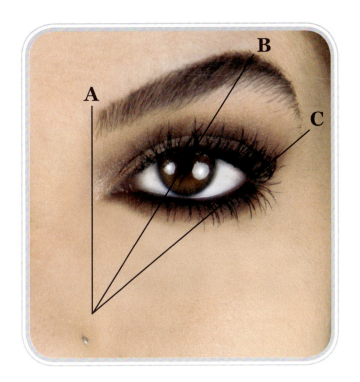

A) Imagine uma linha vertical que inicie no osso lateral no nariz. O início das sobrancelhas deve partir dessa linha.

B) O ponto alto, onde elas são mais "volteadas", deve ser guiado pela linha imaginária que vai do canto do nariz e que passa pela íris do olho.

C) O final das sobrancelhas é a parte mais estragada pelas mulheres, geralmente. Deve seguir a linha reta que vai do canto do nariz até o canto externo do olho.

Essas medidas estão aí apenas para lhe dar uma ideia, e não para você tomar conta das suas! Tirar os próprios fios é fria, é difícil, não é indicado. Quem nunca teve uma sobrancelha legal, não dimensiona o quanto isso faz diferença no rosto.

Elas devem ser aparadas com tesourinha antes de começarem a ser pinçadas e devem ser tiradas, também, em cima. É impossível dar um efeito limpo sem tirar as "sujeirinhas", aquelas penugens desnecessárias que recobrem a testa.

Para quem tem algumas falhas que devem ser completadas, por causa de alguns fios que não cresceram, ou mesmo por precisarem de alguns ajustes, use lápis especial para sobrancelhas (jamais utilize lápis para olhos, principalmente os pretos!!!). Para quem já tem pelinhos brancos ou muito claros, há tinturas próprias para as sobrancelhas que podem solucionar isso. Elas dão ótimo efeito, deixando os fios bem naturais (bem diferente daquela história de aproveitar a tinta do cabelo para esculhambar as coitadas!!!).

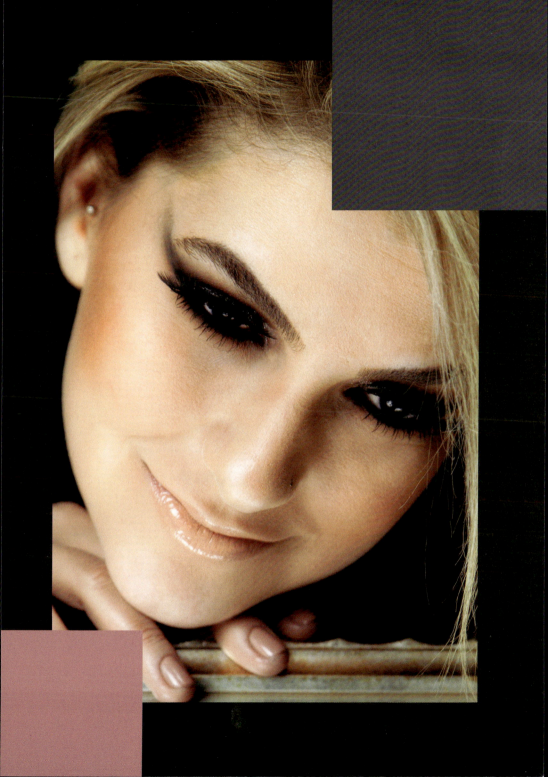

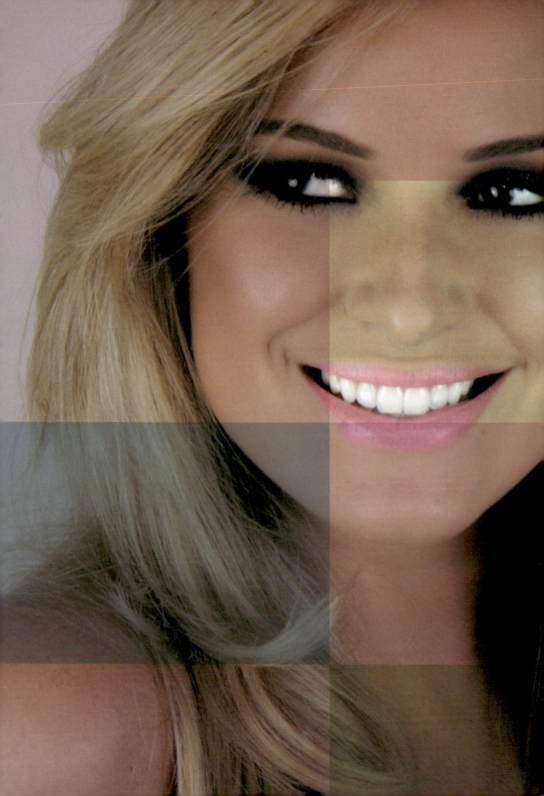

Capítulo

10

O QUE FICA MELHOR EM VOCÊ!

O QUE FICA MELHOR EM VOCÊ!

Nenhuma regra dentro do mundo da maquiagem pode impedir que você se sinta muito bem! A mulher deve andar como se gosta, e, para isso, precisa de liberdade. A autoconfiança é o primeiro passo para a beleza transcender. É preciso que você seja você mesma, mesmo que por baixo da base, do pó, do rímel...

Mas este capítulo existe para orientá-la caso encontre alguma identificação, por menor que seja, com alguma dessas meninas lindas que estão aqui. A cor do cabelo é parecida? O tom da pele? A cor dos olhos? Não importa! Aqui você terá um guia do que, em geral, cai melhor para cada biotipo. Mas não encare isso como um carimbo: "isso posso" ou "isso não posso". Considere um norte, um conjunto de considerações importantes que podem favorecer as suas características.

Morenas

Pele

Cuide muito com o tom da base, principalmente quando o seu tom de pele for bem escuro. Se usar uma base mais clara que você, poderá ficar com o tom acinzentado. Escolha a base que tenha o tom mais parecido possível com o seu!

▬ Eu sempre prefiro os *blushes* bronzeadores, ou seja, um *blush* da cor da pele, só que mais escuro. Se você sentir necessidade de colocar um pouco mais de cor, opte por tons canelados.

Olhos

▬ Mulheres com cabelos escuros são favorecidas pelas sombras mais claras na pálpebra móvel e com cantos externos mais escuros. É preciso iluminar e salientar o olhar, já que os cabelos escuros fecham um pouco o semblante.

▬ Abuse do dourado, dos vários tons de verde, do nude, do laranja, do amarelo, do marrom. Se quiser fazer um olho mais escurão, opte por um cinza-chumbo.

Lábios

▬ Sempre opte pelos tons mais fechados de rosa-antigo, laranja, vermelho, ou dourado.

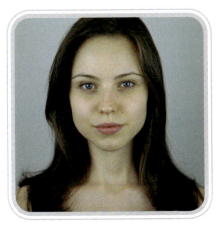 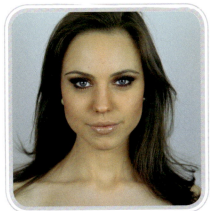

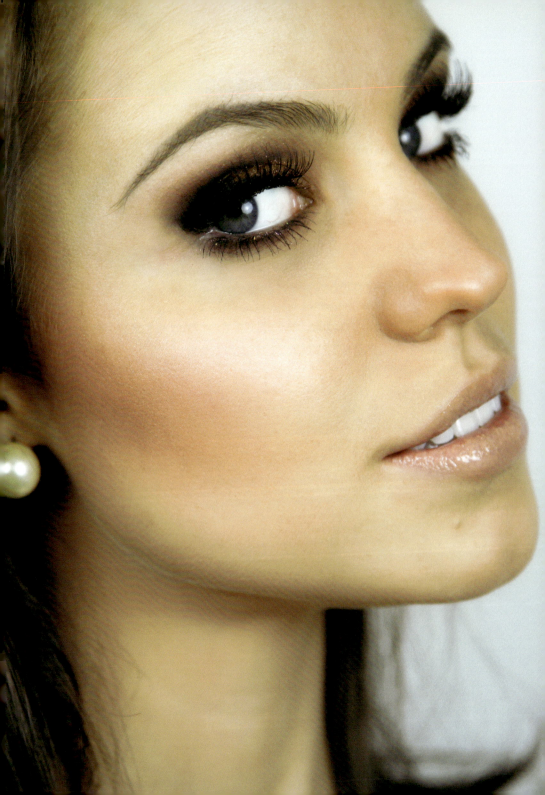

Loiras

Pele

Cuide para comprar uma base que fique adequada ao seu tom de pele, para não ficar amarelada ou rosada demais. Experimente, SEMPRE, no rosto. Se você tiver a pele extremamente branca, e nem a base mais clara possível ficar no tom da sua pele, passe no pescoço também para deixar tudo parelho!

Blushes bronzeadores (especialmente os que puxam para o dourado) são os meus favoritos para as loiras. Caso sinta necessidade de alguma cor, escolha o pêssego ou rosa bem clarinho.

Olhos

Olhos mais escuros caem muito bem para as loiras, já que os cabelos são claros – contrastar funciona bem!

Tire vantagem do preto, dos tons de marrom, do cobre, do azul, do prata, do roxo, dos tons claros e escuros de cinza.

Lábios

Opte pelos tons mais abertos de rosa, vermelho e laranja. Dourados e nudes também ficam ótimos. Os tons mais claros sempre favorecem as loiras. Evite os batons marrons e vermelhos muito escuros.

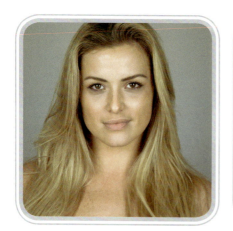
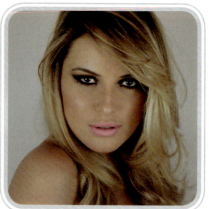
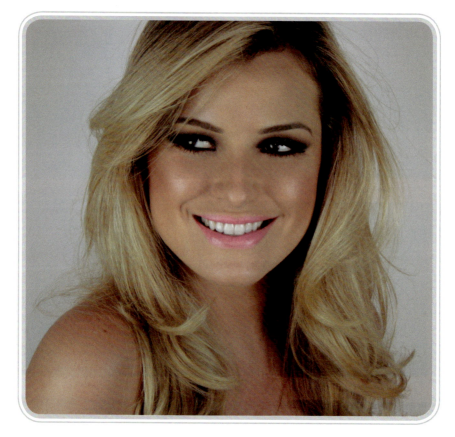

Negras

Pele

Tenho certeza de que aqui se encontra o maior problema de quem tem pele negra: encontrar o tom de base ideal. Não é? Pois então saiba que você precisa procurar uma base que tenha um tom mais alaranjado! Se você colocar uma base marrom, que seja parecida com o tom da sua pele, ela tende a ficar cinza!!!

Por quê?

Lembra da mistura das três cores primárias, que resultavam em marrom, que é a cor da nossa pele? Pois a mistura dessas três cores, no caso da pele negra, contém muito azul, por isso é mais escura! As bases amarronadas que se encontram no mercado, geralmente, são claras ou escuras demais para a pele negra. Em geral, as pessoas optam pela mais clara que, por sua vez, não vai cobrir o tom mais escuro da pele (cor clara não cobre, com uma camada, uma cor escura!!!) e, sim, vai somar a ela, tornando a pele acinzentada. Mesmo que você consiga uma base marrom que tenha um tom bem parecido com o seu, a grande quantidade de azul contida nessa base vai se somar ao azul do tom da sua pele, tornando toda a mistura ainda mais escura e azulada.

Comprando uma base que puxe para o laranja você resolve isso: o laranja se dá pela mistura vermelho+amarelo. Então, pense comigo:

Laranja (predominante na sua base) + azul (predominante na sua pele) = marrom (que é a cor natural da pele!).

Ah, com o corretivo é a mesma coisa: escolha sempre um mais alaranjado ou laranja puro mesmo! Por quê? Por causa daquilo tudo que eu já lhe expliquei anteriormente! O processo é o mesmo.

Depois que a base já estiver ajustada, o pó é mais fácil. Opte pelo tom mais parecido possível com o da sua pele, ou escolha um translúcido, que não imprima cor alguma. Mas atenção: cuide muito para não clarear nem escurecer o que já está acertado!!!

— Os *blushes* devem ter um tom canela mais escuro ou vinho. Evite tons muito claros de *blush*, como rosa claro ou laranja claro. Rosa *pink* também não é indicado.

Olhos

— As negras ficam bem tanto com sombras totalmente escuras, quanto com as mais claras escurecidas nos cantos externos.

— Adote o preto, o berinjela, o dourado, o cobre, os tons mais fechados de verde.

Lábios

— Os tons escuros de rosa, laranja e vermelho sempre caem melhor para a pele negra. O batom cor-de-vinho também é uma boa opção. Um dourado mais escuro, como o que foi usado na modelo, deixa a boca quase nude – uma ótima alternativa para quando o olho estiver bem marcado!

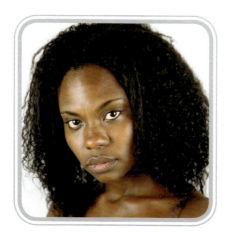
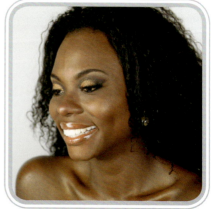

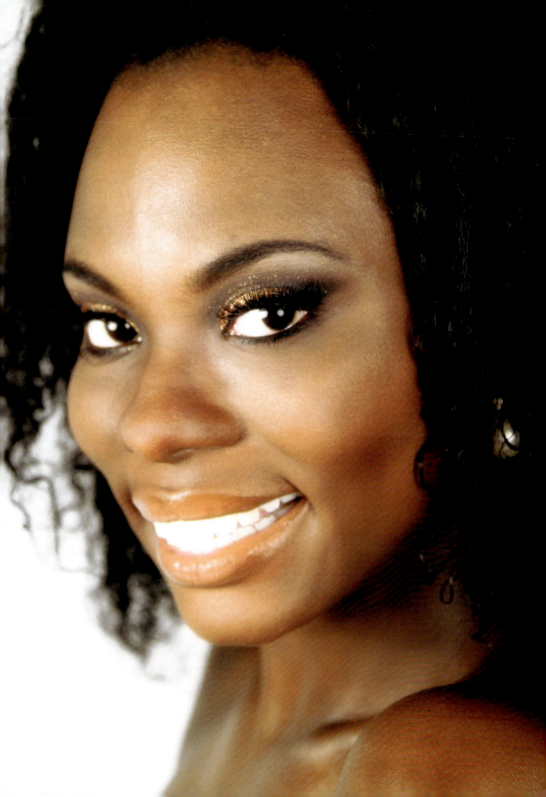

Ruivas

Pele

As moças ruivas geralmente têm sardas. E elas não devem ser totalmente cobertas! O interessante da pele com sardas é manter a sua naturalidade, por dois principais motivos: em primeiro lugar, é muito característico deste biotipo. Se fossem cobertas, seria como se escondêssemos parte da personalidade de quem tem esse tipo de pele! O segundo motivo é que precisaríamos de muitas camadas de base para cobri-las totalmente, o que deixaria a pele pesada demais. Então, como eu sei que você, ruiva, não se importa com suas sardinhas, vamos deixá-las lindas onde estão!!! A base, portanto, deve ter uma cobertura mais leve.

O *blush* bronzeador é uma ótima opção. O laranja claro, o pêssego e o cobre também caem muito bem.

Olhos

Capriche nos cobres, dourados, marrons, perolados, uva, azuis e verdes, com os cantos externos escurecidos.

Lábios

Batons nude, dourados, vermelhos e coral são os mais indicados. Se optar por um rosa, escolha um muito clarinho que fique quase nude. Fuja do batom rosa *pink*.

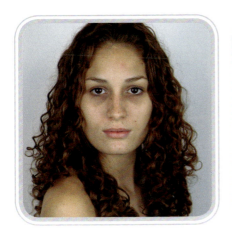
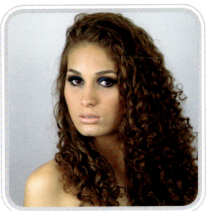
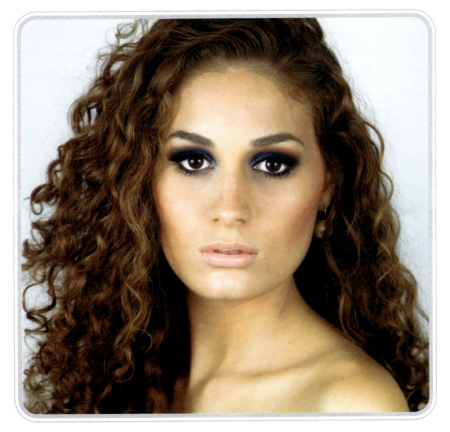

ALICE SALAZAR

Orientais

Pele

➤ As orientais têm, geralmente, a pele mais amarelada. Cuide para não comprar uma base rosada, se esse for o seu caso!

Olhos

➤ As orientais devem optar, essencialmente, por um olho mais escuro. Toda a pálpebra móvel deve ser escurecida. É preciso criar a profundidade que o olho oriental não tem. E esse efeito se produz, facilmente, com o uso de uma sombra escura.

➤ Abuse do preto, do marrom e do cinza-escuro. Se quiser colorir os olhos, aplique (mas somente na pálpebra móvel) a cor que desejar, sempre em um tom escuro, como verde-oliva ou azul-marinho, por exemplo.

Lábios

➤ As orientais podem abusar das variações de tons e cores de batom. Muitas têm os lábios carnudos, que deixam qualquer batom glamouroso! Tanto os tons claros como os escuros ficam bem nas orientais! Brinque com os tons de rosa, vermelho, laranja, vinho, nude... **Divirta-se!**

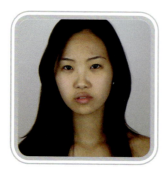 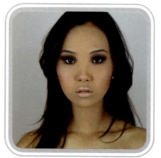

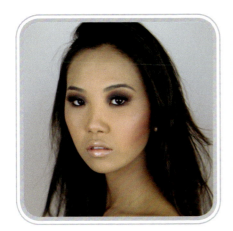
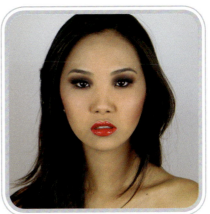
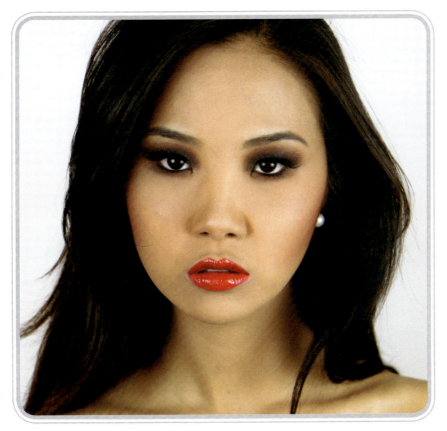

ALICE SALAZAR

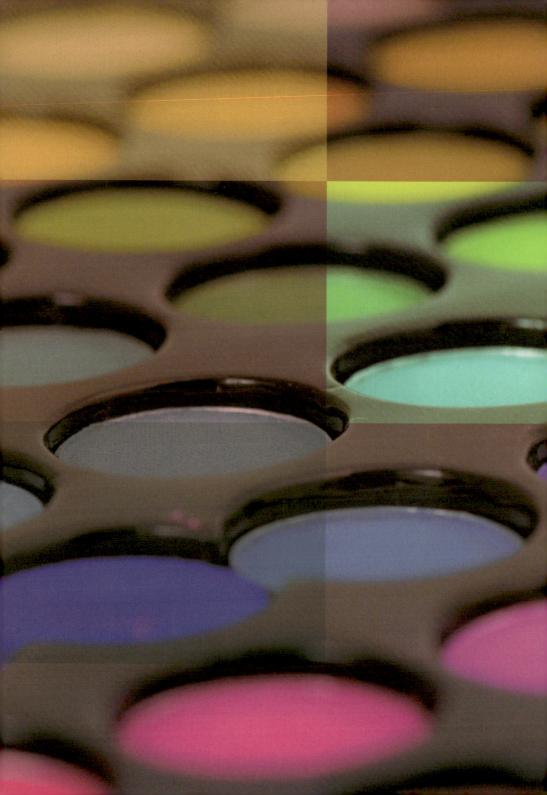

Capítulo

11

POSSO OU NÃO POSSO?

POSSO OU NÃO POSSO?

Na realidade, não importa a ocasião, é preciso que você se sinta confortável com a maquiagem que está usando. Não é porque a noiva usa uma maquiagem mais clássica, não é porque a madrinha usou *glitter*, não é porque a prima do noivo usou um olho preto que você não vai poder usar todas essas coisas.

Diferente do que acontece com as roupas, não é exatamente um problema usar uma maquiagem muito fora dos padrões para determinada ocasião. Quer um exemplo? Pense na última noiva que você viu e na maquiagem que ela usou. Lembrou? Agora imagine duas situações:

Situação 1: ela acabou de sair do maquiador, onde fez o teste da maquiagem que usará no dia do casório. Está atrasada, pois precisa ir a um chá beneficente à tarde. Com pressa, ela nem tira a maquiagem, e vai ao chá assim como está.

Situação 2: ela acabou de sair do estilista, pois fez a última prova do seu vestido de noiva. Está atrasada, pois precisa ir a um chá beneficente à tarde. Com pressa, ela nem tira o vestido de noiva e vai ao chá como está.

Analisando a situação 1, o máximo que aconteceria seria as pessoas olharem para ela e pensarem: "Nossa, como ela está bonita hoje!" ou: "Nossa, como ela se produziu pra vir neste chá! Foi até o salão de beleza". Mas nada disso é muito grave.

Agora, analisando a situação 2, o mínimo que aconteceria seria as suas amigas levarem-na ao hospital para verificar se ela está em seu juízo perfeito!

Entendeu? As pessoas se preocupam demais com a maquiagem que vão usar. Mas as pessoas não enxergam a maquiagem sobre a gente. Elas enxergam uma coisa só: a beleza não se separa da maquiagem. Se você estiver bonita, é o que importa!!!

Mas, como eu sei que não é tão fácil lhe convencer, vou dar uma orientação sobre as cores da maquiagem que casam melhor com sua roupa e com seus olhos.

Combinação de cores

Para começarmos a conversar sobre as cores, é preciso que você reveja as cores primárias e secundárias, e quais são complementares entre si. Para isso, utilize o esquema da Estrela de Oswald.

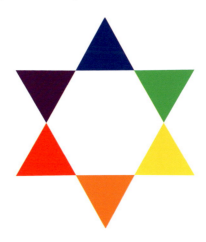

As cores primárias são: azul, vermelho e amarelo.
Secundárias: roxo, laranja e verde.
Cores complementares: são justamente as cores opostas na estrela (sempre uma primária e uma secundária).

➤ Amarelo é complementar ao roxo, porque roxo é a mistura de azul + vermelho.

➤ Vermelho é complementar ao verde, porque verde é a mistura de azul + amarelo.

➤ Azul é complementar ao laranja, porque laranja é a mistura de amarelo + vermelho.

Está bem! Já sei o que você está pensando: "Mas para que eu preciso saber de tudo isso???"...

Você precisa saber disso pelo simples fato de que as cores complementares são super-harmônicas! Misturar duas cores que se complementam causa conforto aos nossos olhos. Não é à toa que as cores que simbolizam o Natal são o vermelho e o verde, por exemplo. Provavelmente, durante a sua vida inteira, você tenha visto inúmeras vezes essas combinações em roupas, logotipos, e nunca tenha se dado conta de por que são agradáveis. Elas são bem contrastantes e marcantes, por isso, se você desejar chamar a atenção, use essas dicas.

Combinando com a cor dos olhos

Podemos supor que, se você tem os olhos verdes, provavelmente lhe caia bem as cores que sejam mais avermelhadas.

Se você tiver os olhos azuis, os tons alaranjados irão realçar demais seu olhar. Foi por isso, também, que eu escolhi fazer uma maquiagem azul na ruiva, pois ele tem tons alaranjados nos cabelos e na pele. Volta lá e dá uma olhadinha!

Se você tiver os olhos violeta, a sombra amarela vai deixar seu olhar muito vivo.

Olhos cor de mel ficam lindos com sombra roxa!

Se tiver olhos castanhos, qualquer cor viva deverá contrastar, já que o castanho é uma cor neutra.

Caso você não queira fazer uma maquiagem com muitos contrastes, opte por cores neutras. Não há problemas, inclusive, que você faça uma maquiagem da mesma cor do seu olho! Se tiver olhos verdes, por que não usar sombra verde? Não haverá tanto contraste, mas fica bonito também.

Olhos claros, como o azul, verde e mel recebem muito bem as sombras escuras também, como o preto, o marrom e o cinza-chumbo. Geralmente, essas cores de sombra tendem a deixar o olho ainda mais claro, devido ao contraste entre o claro e o escuro.

Com qual maquiagem eu vou?

Imagine que você está pronta para ir a um casamento e está usando um vestido roxo. Você está deslumbrante, o vestido lindo, o seu cabelo está impecável e sua maquiagem mais ainda. Na pálpebra móvel você usou uma sombra roxa com brilho, fez o cantinho externo em preto e, entre o roxo e o preto, deu um toque com uma sombra azul. Tudo muito caprichado e perfeitamente esfumado! Imaginou?

Agora eu quero que você me responda se alguém, nesta festa, seria capaz de apontar para você e comentar: "Nossa, que coisa horrível! Ela está com um vestido roxo e uma sombra da mesma cor!". Você acha que isso aconteceria? Só se fosse uma doida invejosa, cá para nós, não é?

É muito comum ouvir dizer que a maquiagem não pode ser da mesma cor da roupa. Mas, se você estiver linda, será que vão reparar tanto nisso assim? Será que há tanto problema na sua sombra ter um toque da mesma cor da roupa? Eu, particularmente, penso que não. Leve as regras menos a sério e sinta-se bem.

Se você considera um pecado mortal usar a sombra da mesma cor da roupa, tudo bem também! Você é livre. Lembra?

Aqui vão algumas sugestões de combinações que você poderá fazer com as sombras, lábios e roupas!

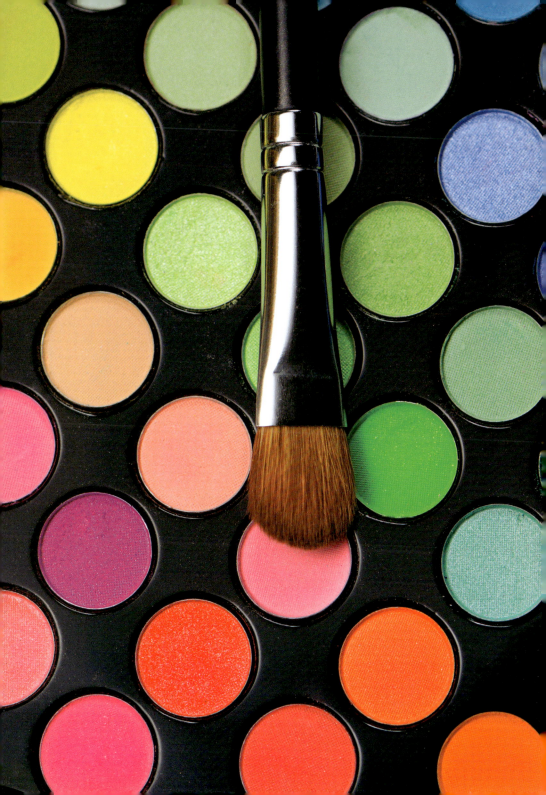

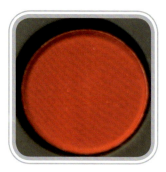

Vermelho: roupa branca, preta, cinza, dourada, marrom, amarela e laranja. Quer contrastar? Use a sombra vermelha com uma roupa verde!

Nos lábios, alivie! Use um nude ou dourado bem clarinho. Evite batom rosa e vermelho.

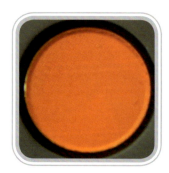

Laranja: roupa branca, preta, dourada, amarela e vermelha. Para contrastar, uma ótima pedida é o azul!

Nos lábios, opte pelo batom totalmente nude. Evite batom rosa e laranja.

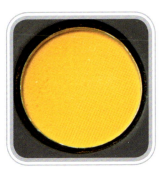

Amarelo: roupa laranja, vermelha, dourada, cinza, marrom, preta, branca, nude. Se quiser contrastar, vista-se de roxo!

Nos lábios, o nude e o dourado tornam a combinação mais leve. Se quiser ousar muito, um batom laranja ou vermelho, em tons claros, é uma boa opção.

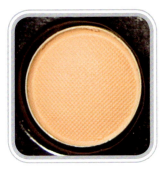

Nude: o nude é uma cor extremamente neutra e pode ser usada com quase todas as cores de roupa. Mas evite combinar o nude com o branco e com tons de cinza-claro, pois a total falta de contraste deixa o *look* sem graça.

Nos lábios, use e abuse de todas as cores em qualquer tom: vermelho, rosa, laranja, cor-de-vinho, cor-de-boca.

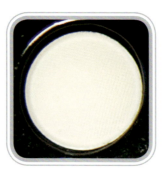

Branco: a sombra branca também é uma cor extremamente neutra. Use com qualquer cor de roupa, menos com o próprio branco ou com roupas bege ou nude.

Nos lábios, brinque como quiser! A neutralidade da cor permite qualquer tom e cor de batom!

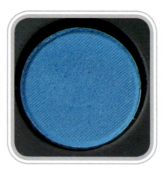

Azul: se quiser chamar muito a atenção, use a sombra azul com uma roupa laranja! Embora sejam cores muito contrastantes, a combinação é harmônica. O azul também pode ser usado, tranquilamente, com todas as cores de roupas neutras, como branco, preto, bege. Roupas em qualquer tom de cinza também casam muito bem com a sombra azul.

Nos lábios, os tons neutros ficam bem. A maioria dos tons de rosa também fica bem interessante. Evite o batom vermelho (Grêmio x Inter dá briga!).

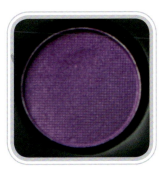

Roxo: com a sombra roxa, ouse contrastar com uma roupa amarela. Para *looks* mais suaves, faça combinações com os vários tons de cinza. Alguma peça de roupa azul pode tornar o *look* interessante.

Nos lábios, os tons nude são ideais. Um nude que puxe para o rosa não quebra a harmonia. Evite o batom vermelho!

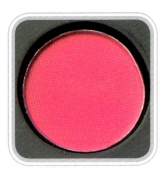

Rosa: a sombra rosa não é nem um pouco neutra. Então você precisa aliviar nas cores das roupas: branca, nude, cinza, preta, prata. Se o tom do rosa for clarinho, alguma peça de roupa azul pode dar um toque especial.

Nos lábios, evite o rosa, o laranja e o vermelho. Prefira os tons neutros, como nude ou dourado.

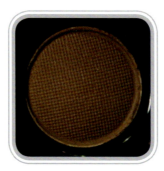

Marrom: a sombra marrom é a mais neutra que há, pois ela é da mesma cor da nossa pele (só que em um tom diferente). Portanto, pode ser usada com qualquer cor de roupa e qualquer cor de batom.

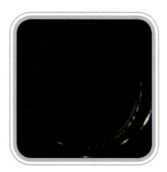

Preto: também é uma cor extremamente neutra. Qualquer cor de roupa que você for usar deverá ficar bem com a sombra preta. A única combinação que poderá ficar um pouco pesada demais é com o roxo, pois além de fechar demais o *look*, pode remeter ao dia das bruxas!

Quer usar olho preto no dia a dia? Se for sem brilho, não vejo problema nisso!

Nos lábios, muitas cores de batom estão liberadas! Inclusive o vermelho! Evite os tons muito escuros, como vinho, o próprio vermelho (se muito escuro), o marrom.

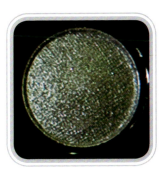

Chumbo: mais uma cor bastante neutra, pode ser usada com muitas cores diferentes de roupa: rosa, laranja, vermelho, azul, verde, roxo, preto, branco.

Nos lábios, assim como nas roupas, esta cor permite uma série de combinações, tais como rosa, laranja, vermelho. Evite os tons de batom muito escuros, como marrons e cor-de-vinho.

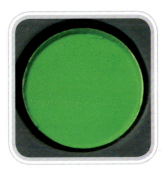

Verde: para contrastar bastante com a sombra verde, você pode usar uma roupa vermelha! Se quiser mais discrição, o verde fica bem com o cinza, preto, branco, nude, marrom.

Nos lábios, o batom vermelho pode dar um bonito contraste. Os tons claros de rosa também resultam em algo interessante. Mas, claro, os batons nude e dourado neutralizam o *look*, se a intenção for a sobriedade.

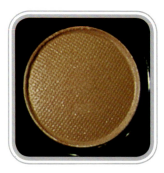

Dourado: o dourado é uma cor que casa bem com várias cores de roupa, tais como laranja, vermelho, amarelo, preto, nude, branco, azul, verde. Se você for usar acessórios prateados, pode usar, tranquilamente, uma maquiagem dourada! Não precisa se preocupar com isso!

Nos lábios, os tons de laranja, vermelho e nude favorecem a combinação. Mas o rosa não é proibido; afinal, o dourado é neutro.

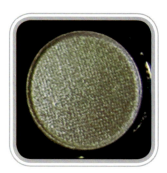

Prateado: outra cor neutra. Mas, mesmo sendo neutra, há cores que ficam ainda mais bonitas se combinadas com ela, tais como o rosa, o roxo, o azul, o verde, o preto. Evite combinar a sombra prata com roupas nude e brancas, pois as três são neutras demais para andarem juntas.

Nos lábios, o cor-de-boca traz a neutralidade. O rosa fica lindo. Mas o vermelho também entrega o seu charme.

AGRADECIMENTOS

Às oportunidades de estudo e de trabalho que recebi até hoje.

A toda a minha família, que é especialmente ligada, amorosa e "coruja".

Em especial, ao meu pai, pela sensibilidade que eu tanto admiro, pelo carinho e pelo exemplo. À minha mãe, pelo condão que herdei, por tudo o que me ensinou dentro do mundo da maquiagem e pela generosidade. Ao meu irmão, Cristiano Salazar, por ser uma referência tão inteligente, amorosa e generosa ao mesmo tempo, e por ter doado tanto do seu tempo – que é tão raro – e genialidade a cada conquista minha.

Ao meu amigo e fotógrafo Yuri Ruppenthal, por conseguir revelar com maestria, através das imagens, toda a alma que coloco no meu trabalho. Agradeço também pela presteza e pelas dicas que fizeram a diferença no meu trabalho.

Aos meus amigos, que sempre estiveram comigo, por perto, mesmo quando eu estive longe pela falta de tempo.

Às minhas queridas amigas modelos, que emprestaram seus rostos de forma tão prestativa e grandiosa, para que as minhas leitoras pudessem se reconhecer no livro.

Aos meus seguidores, leitores, fãs, amigos... Vou me referir a todos como amigos! Como poderia chamar quem me acompanha há tanto tempo e que, a cada dia, me faz acreditar mais e mais no meu potencial? Que me recebe dentro de casa, que chama o marido, a vizinha, a prima, seja lá quem for pra ouvir as barbaridades que eu digo... A gente se reúne e conversa, né? Podem ter certeza: a nossa ligação é muito mais próxima do que é possível imaginar. (Nem parece que a tela do computador separa a gente!) Portanto, essa é minha maior gratidão: tenho amigos e amigas em todas as partes do mundo, que me mantêm muito viva e com vontade de realizar um trabalho que leva sempre o melhor de mim.

Para saber mais sobre nossos lançamentos, acesse:
www.belasletras.com.br